Olaf Bernhardt
mit Jennie Appel

SPIRITS

Geister im Herzen

Schamanische Wege zu den Kräften der Natur

Arun

Des besseren Leseflusses wegen wurde in diesem Buch das generische Maskulinum verwendet und auf die grammatikalisch weibliche Form verzichtet, wofür wir um Verständnis bitten.

Das vorliegende Buch, sowie Vorträge, Seminare und Einzelkonsultationen bei den Autoren ersetzen keinen Arzt/Heilpraktiker/Psychotherapeuten, sondern dienen der Begleitung und Anregung der Selbstheilungskräfte. Wir raten Ihnen weder dazu, gezielt bewusstseinserweiternde Substanzen einzunehmen, noch derzeitig von Ärzten verschriebene Medikamente abzusetzen.

Olaf Bernhardt antwortet aus seinen persönlichen Erfahrungen heraus und rät Ihnen dringend dazu, Ihre eigenen zu machen und seine Hinweise begleitend statt „ersetzend“ zu nutzen.

Arun-Verlag, Engerda 28, D-07407 Uhlstädt-Kirchhasel,
Tel.: 036743-233-0, Fax: 036743-23317
E-Mail: info@arun-verlag.de.
www.arun-verlag.de, arun-verlag.blogspot.com.
Autorenfoto Olaf Bernhardt: privat, Autorenfoto Jennie Appel: Manuela Beike.
Umschlagmotiv: Eule - © kletr-fotolia.com,
Höhlenzeichnung - © david rock-istockphoto.com.
Illustrationen im Innenteil: Renate Rademacher-Nick.
Vignette: Lea Bernhardt.
Gesamtgestaltung: Arun-Verlag.
Gesamtherstellung: Hubert & Co, zeitbuch, Göttingen.

ISBN 978-3-86663-089-5

Viel Kälte ist unter den Menschen,
weil wir nicht wagen,
uns so herzlich zu geben, wie wir sind.

Albert Schweitzer

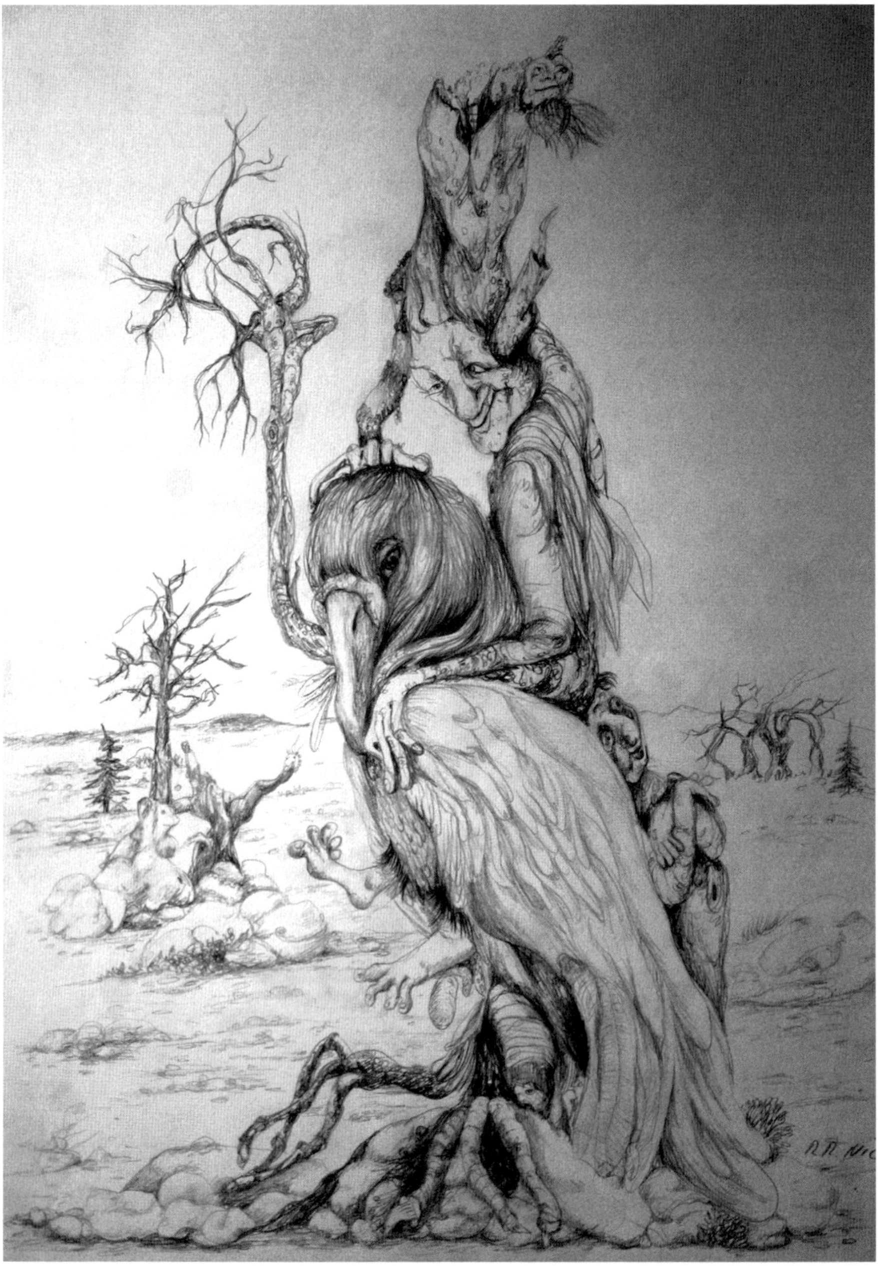

Inhalt

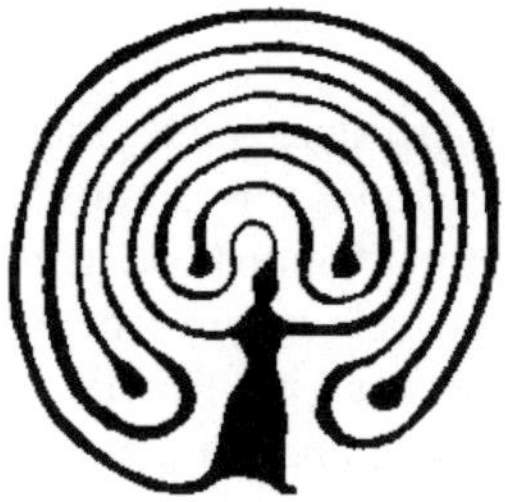

Einleitung

In der Dämmerung hält ein Wanderer inne und atmet die frische Luft ein. Nebel hängt kühl und feucht über den Wiesen und hüllt alles in einen weiß-grauen Schleier, der die Geräusche der Welt stiller erscheinen lässt. Durch lichte Stellen innerhalb der Nebelschwaden wird sein Blick auf einen angrenzenden Wald freigegeben, in dem es sanft zu flackern scheint. Je ruhiger sein Geist wird, desto klarer wird der Blick des Wanderers. Je stiller das Innere wird, desto deutlicher kann sich die Landschaft entfalten. Mit diesem weiten, klaren Blick werden die schmalen Pfade in den Wald hinein sichtbarer und der Weg hin zu einer Lichtung wird nun erkennbar. Auf dieser Lichtung lodert ein Lagerfeuer, welches das zuerst sanft erscheinende Flackern verursacht hatte. Die Nebelschwaden lichten sich ein wenig und befreien den tiefen Klang einer Trommel von jenem dämpfenden Schleier, der gerade noch darüber lag. Immer tiefer und vibrierender wird der Trommelschlag vernehmbar und erreicht den Körper des Wanderers, der sich der Waldlichtung nähert, in seinem Unterbauch und Solarplexus, schwingt dort sanft und zieht ihn an, noch näher zu kommen. An jenem Feuer erreicht die Vibration der Trommel das Herz des Wanderers und erinnert es an den Herzschlag der großen Mutter Erde.
Für einen heiligen Moment scheinen diese beiden Herzen im Gleichklang zu sein. Einige Atemzüge lang flüstert die Erdmutter vom „Großen Geheimnis" der Welt, von der Verbundenheit aller Wesen aus allen Welten und der Heilung, die aus diesem Wissen resultiert...

Ist dieser Wanderer bloß ein (bodenständiger) Spaziergänger, den eine plötzliche Erkenntnis oder der Ruf des Herzens ereilten – oder ein Suchender?

Hatte dieser Mensch ein Sehnen in sich oder wurde er überrascht?

Die Wege sind oft unergründlich und ein jeder findet den seinen auf ganz individuelle Weise. In der frühesten Kindheit, im letzten Lebensdrittel. Mal schmerzhaft und in aller Heftigkeit, mal überraschend oder gar unerwünscht, mal von

Tränen der tiefen Rührung begleitet und voller Glück, mal leise, mal unüberhörbar laut...

Immer mehr Menschen erinnern sich. Immer mehr Menschen vernehmen einen inneren Ruf. Nach vielen Jahrzehnten, in denen der Schamanismus in manchen Ländern verboten war, unterdrückt wurde oder in großen Teilen Europas sogar völlig verschwunden schien, wurzelt er nun erneut im Westen.

Ein großer Vorreiter war Dr. Michael Harner, der an vielen Orten weltweit forschte und daraus den Kern-Schamanismus entwickelte. Dieser entstand dadurch, dass die Methoden ganz unterschiedlicher Stämme in allen Teilen der Welt von sämtlichen kulturellen Einflüssen losgelöst wurden und sich das offenbarte, was in allen Kulturen heilbringend genutzt wurde. Der Kern wurde von Harner freigelegt. Unter anderem dieser wertvollen Vorarbeit ist es zu verdanken, dass immer mehr westlichen Menschen, die nicht in Stammeskulturen aufwuchsen, der Weg zum schamanischen Leben und Wirken wieder zugänglich ist.

Wie kann man eine orale Tradition, in der vieles niemals aufgeschrieben wurde, in einem Buch weitergeben?

In vielen Kulturen wurden heilige Zeremonien und Rituale, Gesänge und Besprechungsformeln, der Umgang mit Ahnen und Geistern, Pflanzenwissen und die eigene Geschichte traditionell einzig mündlich weitergegeben. Von einem Lehrer an seinen Schüler. Teilweise nicht einmal durch konkrete Wissensübermittlung, sondern Aufgabenstellungen, durch welche der Schüler sein Wissen ganz praktisch selbst erlangte und währenddessen durch den Lehrer und den Raum, welchen dieser öffnete, begleitet wurde.

Während der meisten heutigen schamanischen Seminare wird dem praktischen Üben und anschließendem Austausch sehr viel Raum gegeben, so dass man seine oft auch überwältigenden Erlebnisse mit der Gruppe teilen kann. Für manche Menschen werfen sich bereits während eines solchen Seminares auch konkrete Fragen auf, die durch das praktische Tun entstanden, wohingegen einige andere erst zuhause während des Rekapitulierens merken, wie viel letztlich offen geblieben ist. Viele Fragen entstehen auch gar nicht im Seminar selbst, sondern treten nachfolgend im Zusammentreffen mit der eigenen (vielleicht verständnislosen oder ablehnenden) Familie, mit Freunden, durch einen plötzlichen und möglicherweise unerwarteten Klientenzulauf oder bestimmte Umwelteinflüsse auf.

Für alle Seminarteilnehmer, denen sich bereits in einem Basisseminar in aller Klarheit sowohl ihre jeweiligen besten Sinneskanäle und darüber letztlich auch das verbündete Krafttier und auch die/der verbündete LehrerIn zeigen, birgt die *Nicht-Alltägliche Wirklichkeit* eine Fülle an Informationen und Antworten auf offene Fragen. Letztendlich kann jede Frage den Begleitern und Führungsgeistern vorgetragen werden. Die Erfahrung zeigt jedoch, dass gerade zu Beginn des Weges vielen eine innere Sicherheit und völlige Zweifelsfreiheit fehlen, die sich erst mit zunehmender Praxis und durch viele (Reise-)Erfahrungen unumstößlich aufbauen. Gerade Menschen, die ihre schamanischen Reisen ausschließlich durch Körperempfindungen erleben und keine visuellen oder verbalen Bestätigungen erhalten, werden anfangs von einer nagenden Unsicherheit begleitet. Der damalige Seminarleiter ist vielleicht gerade nicht erreichbar und auch der Kontakt zu den anderen Teilnehmern löst die Fragen nicht auf – zumal manche ähnliche Fragen, aber ebenso wenig Antworten haben.

Wie kann man etwas in Buchform festhalten, dass niemals fest ist, sondern sich wie alles in dieser Welt in einem steten Wandel befindet?

Olaf Bernhardt wurde von seinen Seminarteilnehmern und Schülern in den letzten Jahren inständig darum gebeten, ein Buch zu schreiben und hat dies immer abgelehnt. Er ist ein Naturmensch, der still beobachtet und offenen Herzens alles um sich herum einfach so sein lässt, wie es ist. Er ist ein erfahrener Praktiker und keinesfalls ein Buchmensch oder gar eine „Leseratte". Seit den ersten Stimmen, die ihn nach einem Buch fragten, beschäftigte sich Olaf immer wieder einmal mit der Frage, wie man etwas, dass niemals fest(geschrieben) ist, in einem Buch niederschreiben und dadurch festhalten kann. Auf seinen Reisen, in der Natur, in berührenden Momenten, kamen Gedichte oder Lieder zu ihm, die er niederschrieb. Für sich, nicht für die öffentliche Allgemeinheit. Was sollte er also schreiben, dass er allen zugänglich machen, veröffentlichen könnte und dass es nicht bereits in vielen Büchern gab? Was sollte er schreiben, was nicht die Geister um so vieles besser und weiser erklären können?

Einige Teilnehmer kommen wiederholt in Olaf Bernhardts Seminare, um die Fragen, die sich nach dem ersten Kennenlernen der *Nicht-Alltäglichen Wirklichkeit* oder den Verbündeten in dieser ergeben haben, zu klären oder fortgeschrittenere Methoden zu vertiefen, Sicherheit zu gewinnen und immer wieder auch: um die Möglichkeit der persönlichen Fragestellung zu erhalten. Sei dies nun innerhalb der Redestab-Runden, nach seinen Vorträgen und Erklärungen oder ganz nebenbei in der Mittagspause oder beim Abendessen.

Stellen Sie sich vor, Sie könnten Ihre gesammelten Fragen alle auf einmal einem erfahrenen schamanischen Lehrer stellen und jemand würde die Antworten auch noch für Sie abtippen, damit Sie diese jederzeit noch einmal im Originalton rekapitulieren könnten – so dass Sie während der Antwort einzig und allein mit offenem Herzen und ohne jegliche Ablenkung (zum Beispiel dem Versuch alles ganz genau mitzuschreiben) zuhören könnten...

Im hier vorliegenden Buch spricht nun also ein Lehrer mit 20-jähriger Seminarleitererfahrung ganz offen und voller Herz. Er beantwortet Fragen zum Grundlagenwissen ebenso wie jene, die sich ganz konkret aus der eigenen Praxis ergeben – womit sowohl das alltägliche Leben Schamanisch Praktizierender wie der berufliche Praxisalltag gemeint sind. Und er lässt die Zuhörer an seinen eigenen Lebenserfahrungen teilhaben.

Ziel war es, möglichst viele Fragen stellvertretend für eine große Zahl Praktizierender zu stellen und zu klären und dabei den Menschen Olaf Bernhardt so authentisch wie nur möglich zu Wort kommen zu lassen – fast so, als säße er direkt neben dem Leser im heimischen Wohnzimmer.

Schamanismus ist keine akademische Disziplin und ebenso hat dieses Buch keinen akademischen Anspruch, sondern entwickelte sich aus authentischen, ganz konkreten Fragen von Menschen, die uns beiden (Olaf Bernhardt und mir) persönlich bekannt sind.

Manche werden für Sie vielleicht längst beantwortet sein, manche finden endlich eine Antwort, andere haben Sie sich bisher gar nicht gestellt und einige weitere werden durch das Lesen und Erleben entstehen.

Uns ist bewusst, dass wir in einem Buch niemals jede aufkommende Frage abschließend klären können. Doch wenn nur ein einziger Leser oder eine einzige Leserin sich auf seinem oder ihrem Weg mit all den Fragen weniger allein fühlt oder mutigeren Herzens reisen wird – so freuen wir uns aufrichtig!

Möge dieses Buch Inspiration und Begleitung schenken.

Möge es viele Fragen beantworten und dennoch zu eigenen Reisen und damit zu eigenen Erfahrungen anregen.

Möge es eine Brücke zu den Geistern bilden, die in jedem Herzen lebendig sind.

Jennie Appel

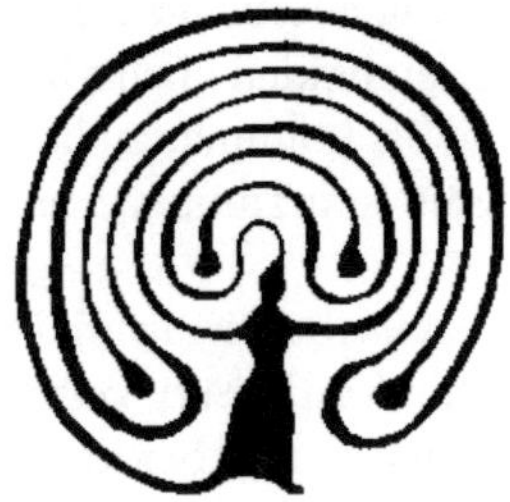

Kapitel I
Schamanismus im Westen

Die Faszination für die verschiedenen Formen des Schamanismus nimmt im Westen offenbar immer mehr zu... Kann der Schamanismus der westlichen Welt etwas bieten, was wir verloren haben, aber sehr nötig brauchen?

Ich habe den Eindruck, dass ein großer Anteil des eigenen ursprünglichen spirituellen Empfindens und auch der eigene Kontakt zu den geistigen Wesenheiten seit dem Mittelalter an die Kirche abgegeben wurde. Die Christianisierung hat diese Ursprünglichkeit der spirituellen Wahrnehmung negiert und sie durch ihre eigenen Rituale ersetzt. Die Kirche hat sich selbst als Mittler zwischen dem Transzendenten und dem einfachen Menschen eingesetzt. Und damit der einfache Mensch nicht seinen Verstand belasten musste, redeten sie hauptsächlich in Latein über diese Dinge. Erst Luther hat die Bibel in die wirklich im Alltag gesprochene Sprache übersetzt, damit auch die einfachen Menschen sie verstehen konnten. Dem Menschen wurde so das transzendente Erleben und das Eins-Sein mit Gott vorenthalten, wodurch er nach und nach seine Verbindung dazu verloren hat.

Viele Menschen haben sich gegen diese Bevormundung gewehrt. Viele sind auch vor der Christianisierung geflüchtet, durch die skandinavischen Länder, Norwegen, Schweden und Dänemark und später bis nach Island und Grönland. Man kann heute nicht mehr nachvollziehen, ob die Christianisierung der einzige Grund für diese Flucht war, aber viele der Aussagen, viele der Sagas sprechen dafür. Auf Island ist z.B. die Bevölkerung geteilt worden. Da gab es die Westsiedlungen und die Nordfjorde – die einen waren christianisiert, während die anderen bei ihrem alten Glauben bleiben wollten. Aus diesem ideologischen Konflikt ergaben sich dann natürlich auch Kämpfe zwischen den beiden Gruppen.

Ist es also die spirituelle Selbstbestimmung und der eigene unvermittelte Kontakt zum Göttlichen, den wir verloren haben?

Was ich gesagt habe, klingt sicher arg politisch, aber meiner Meinung nach haben diese eher politischen und machtorientierten Bestrebungen genau dazu geführt. Eigentlich ist es das Bewusstsein für uns selbst und unseren Platz in der Welt, das uns abhandengekommen ist.

Ich war zum Beispiel bei einem Greenpeace-Vortrag, der die letzten Urwälder vorstellte und die Projekte beschrieb, die Greenpeace ins Leben ruft, um diese zu schützen. Sie berichteten aber auch darüber, dass es immer schwerer wird diese Urwälder zu schützen, da gerade in den ärmeren Regionen die Menschen dennoch in den Wald gehen und ihn zerstören, weil sie Geld verdienen und sich um ihre Familie kümmern müssen. Mir kam der Gedanke, dass es wahrscheinlich gar nicht so sinnvoll ist, so viel Geld für diese Einrichtungen und Projekte auszugeben, sondern dass dieses Geld viel besser angelegt wäre, wenn man es nutzte, um den Menschen zu einem neuen Bewusstsein zu verhelfen. Gebote und Verbote halten den Menschen leider nicht davon ab, genau jene Gebote und Verbote zu überschreiten, aber ein anderes Bewusstsein sehr wohl. Betrachte ich meinen Lebensweg und meine daraus entstandene Wahrnehmung der Welt, begreife ich die zahlreichen Aussagen Indigener ihre Umwelt betreffend. Heute stehen wir vor den Scherben einer einst intakten Umwelt und sind irritiert über die Weisheiten, welche uns die Vertreter einiger Stämme in der Vergangenheit zu vermitteln suchten. Da wurden Pflanzen, Tiere und Steine als Verwandte bezeichnet, der Planet Erde plötzlich die „große Mutter" genannt. Heute empfinde ich ebenso und bin irritiert, warum diese Weisheiten nicht auch jenen bewusst waren und sind, die sich als „zivilisierter" als die indigenen Völker betrachten.

Diese innere Einstellung ist eben nicht durch schlaue Worte in gesprochener oder geschriebener Form entstanden. Es reicht nicht, jemanden theoretisch aufzuzeigen, dass es einen anderen Weg geben könnte, das Leben zu leben. Vielmehr ist es ein inneres Erkennen, dass durch zahlreiche Erfahrungen hervorgerufen wird. Etwas, um das man bei Wahrnehmung und Umgang mit der uns umgebenden Welt nicht herum kommt. Ich denke die Natur und meine ununterbrochene schamanische Praxis haben mein Wesen verändert. Vielleicht waren es im Umkehrschluss die Abwendung vom eigenen spirituellen Erleben und der Herrschaftsgedanke über die Natur, die unser Wesen vom „Eins-Sein" mit der Welt getrennt hat. Ich weiß es nicht, doch bin ich froh über den Reichtum an Verbundenheit, Liebe und Kraft, welche mir durch mein verändertes Wesen zuteilwurden.

Es ist auch nicht nötig, sich über all das Geschehene den Kopf zu zerbrechen und dabei unglücklich zu werden, denn das behindert jede Entwicklung und verdunkelt unser Leuchten. Wir können auch den Dinosauriern nachweinen und uns ein Leben lang über das Verschwinden der Schachtelhalmwälder die Haare raufen – doch ändern wird das nicht viel. Schauen wir uns die Urkulturen an, so erkennen wir, dass sie zum einen schon immer einen Blick dafür hatten, dass diese Welt ein Mysterium ist, welches man in seiner Gänze niemals entschlüsseln kann, und zum anderen erkannten sie, dass alles vergänglich ist.

Der erste Nationalpark der Welt war der Yellowstone Park. So wie er damals war, sollte er für alle Zeiten erhalten bleiben, weswegen man einen Nationalpark gründete. In diesem Naturerbe sollten keine Menschen leben, weshalb die Indianer dort ausgewiesen wurden. Die Menschen, die sich um den Park kümmerten, stellten dann jedoch fest, dass auf einmal sehr viele Wapiti Hirsche im Park auftauchten und diese alles zerstörten. Also wurden Wölfe angesiedelt. Und auf einmal schien alles durch Veränderung bedroht zu sein. Schließlich wurde festgestellt, dass die einst vertriebenen Indianer mit ihrer nachhaltig orientierten Jagd einen großen Teil dazu beigetragen hatten, dass der Nationalpark so aussah, wie die Menschen ihn bewahren wollten. Nationalparks und Naturschutzgebiete sollten nicht dazu gemacht sein, alles so zu erhalten, wie es ist, sondern dazu, das Gebiet vor Zerstörungen zu schützen und sich auch ein Stück weit selbst zu überlassen.

Dazu gibt es auch ein Beispiel aus dem Bayerischen Wald, wo durch den Borkenkäfer ein Großteil der Bäume zerstört wurde und ein Aufschrei durch die Bevölkerung ging, die gern alles in gewohnter Ordnung und an seinem Platz gehabt hätte. Die Stimmen wurden also laut gegen den Borkenkäfer. Jetzt, einige Jahre später, zeigt sich aber, dass genau an dieser Stelle, an der so viele Bäume dem Borkenkäfer zum Opfer gefallen sind, eine neue Mischkultur entsteht. Das heißt, es wachsen jetzt viele Bäume, die es dort vorher nicht gegeben hat. Zuvor war hier alles von Nadelbäumen bewachsen, die extrem anfällig für den Borkenkäfer waren, so wie Monokulturen an sich extrem anfällig gegen allerlei Natureinflüsse sind. Nun hat sich dort eine Mischkultur entwickelt, mit vielen verschiedenen Bäumen, die insgesamt viel kraftvoller und resistenter gegenüber Umwelteinflüssen ist. Dies soll klar machen, dass es bei den Naturschutzgebieten nicht darum geht, Bestand zu erhalten, sondern die Natur selbst in ihrer Ursprünglichkeit und Wandelbarkeit zu akzeptieren und diesen Vorgängen Raum zu lassen.

Das alles zusammengefasst, besteht eine gewisse Verlorenheit und man kann diese auch dadurch wieder erlangen, dass man sich bewusst macht, nicht getrennt zu sein und wie jeder andere auch die Fähigkeit besitzt, mit dem Transzendenten Kontakt aufzunehmen, ohne dazu auf die Hilfe von Vermittlern angewiesen zu sein. Damit einhergehend sollte in jedem Einzelnen eine tiefe Achtung vor der Natur vorhanden sein. Die Urvölker wissen dies aus ihrem Umgang mit der Natur und sicherlich auch aus ihrem Umgang mit den Geistern und allem was lebt. Diese Achtung und der Kontakt zu allem was lebt, sind im Schamanismus grundlegend.

Es gibt viele Methoden, die dafür sorgen, dass der Mensch ein anderes Bewusstsein entwickelt, sich das Herz öffnet, Liebe zulassen und geben kann etc. Der Schamanismus speziell ist eine ganz praktische Erfahrungslehre, hat also rein gar nichts mit Glauben zu tun. Er eignet sich daher prima für Skeptiker.

Das schamanische Weltbild beinhaltet, das alles, was ist, ein Schicksal hat, lebendig und beseelt ist. Jemand hat einmal gesagt, dass wir Menschen wie Medusen sind – alles, was wir anschauen, versteinern wir. Das passt ziemlich gut, denn alles, was wir entdecken, wird vermessen, es wird festgelegt, gewogen, analysiert und bewertet. Es wird also alles erforscht und festgesetzt. Die Quantenphysik besagt, dass Materie nicht so fest ist, wie es uns immer schien und dass manche Moleküle mal als Welle und mal als Teilchen erscheinen, offensichtlich auch mal in andere Dimensionen verschwinden und sich alles in einer Schwingung befindet. Das kommt dem schamanischen Verständnis sehr nahe.

Alles, was ist, gilt als lebendig, als Lebewesen, und der Schamane vermisst, wiegt und beurteilt nicht von außen, sondern er versucht dieses Wesen zu *sein*. Wenn ein Schamane etwas über einen Stein erfahren möchte, dann *wird* er zum Stein und wenn er etwas über Feuer erfahren möchte, schaut er auch dies nicht von außen an, weil er weiß, dass dies nur der materielle Aspekt des Feuers ist und nicht das Feuer selbst. Er wird zum Feuer, um das Feuer zu erfahren und zu verstehen. Das gibt ihm nicht nur Einblick in die Wesenheiten an sich, sondern gibt ihm auch die Möglichkeit mit diesen zu kommunizieren und damit wird dann vielleicht ein Baum zu einem Freund, zu etwas Persönlichem, was er niemals werden könnte, wenn ich ihn nur von außen betrachte und ihn nicht nach seiner Meinung frage. Durch die schamanische Erfahrung können wir mit allem um uns herum in direkten Kontakt treten.

Warum ist Schamanismus etwas für Skeptiker?

Es gibt viele schamanische Techniken, die man, wenn man sie einfach so betrachtet oder über sie in einem Buch liest, mit seiner eigenen Bewertung versieht. Meistens fällt diese erst einmal negativ aus, nach dem Motto „Was machen die denn da? Was soll das denn bringen?! Die tanzen komisch herum, bewegen sich komisch und machen seltsame Zeremonien dabei…“ oder etwas in dieser Art. Wenn man es dann aber erst einmal ausprobiert, stellt sich heraus, dass im Inneren eine ganze Menge passiert. Schamanische Kulturen wurden von westlichen Forschern als primitiv betrachtet, bis man sich wirklich auf die Kultur einließ.

Es ist ein himmelweiter Unterschied, ob ich einen Baum von außen bemesse oder zu ihm *werde* und genauso ist es auch mit den schamanischen Techniken und Ritualen. Wenn ich sie von außen betrachte und beurteile, dann öffnen sie nicht ihren Spirit. Der Spirit wird erst offenbar, wenn ich es wirklich probiere. Deswegen ist der Schamanismus sehr mit der Praxis verbunden, es ist eine praktische „Erfahrungsmedizin“. Diese Praxisorientiertheit erkennt man auch daran, dass alle Schamanen überall auf der Welt das ausprobieren, wovon sie sich mehr Kraft versprechen. Kraft nicht im Sinne von Macht in dieser Welt, sondern mehr Kraft um dem Stamm zu helfen und den Menschen zu dienen. Dieses Mehr an Kraft kann durch allerlei zu uns kommen. Wenn ein Schamanisch Praktizierender zum Beispiel eine Götterstatue aus einer bestimmten Kultur sieht, um die sich immer viele Menschen scharen und von ihr angezogen werden, dann ist es logisch, dass er diese Figur als sehr kraftvoll kennenlernt, da sie Menschenscharen anziehen, vielleicht ein Gefühl der Freude oder Hoffnung schenken kann. Dann wird er sich also eine solche Figur besorgen und zuhause auf seinen Altar stellen, wo vielleicht schon fünf andere Figuren aus anderen Religionen stehen. Das spielt für ihn aber keine Rolle, die Figur verspricht ihm Kraft zu geben und deswegen arbeitet er mit ihr. Genauso leicht sortiert er sie jedoch auch wieder aus, wenn sich zeigt, dass sie bei ihm keine Wirkung erzielt.

Das heißt aber auch, es kann nur dann etwas für einen Skeptiker sein, wenn er bereit ist, überhaupt Erfahrungen zu machen.

Skeptiker sollten immer bereit sein, Erfahrungen zu machen, denn sonst ist die Skepsis ja nur ein Vorurteil oder es handelt sich um einen Menschen, der es auf psychologischer Ebene braucht, sich über etwas aufregen zu können. Wenn man etwas beanstanden möchte, so wird man das natürlich überall finden. Die Skepsis sollte als scharfes Schwert der Unterscheidung dienen und mit einem gesunden Nachfragen einhergehen. Es sollte sich um ein Werkzeug für immer bessere und klarere Unterscheidungen handeln und nicht um einen Stempel, der als gut oder schlecht bewertet.

Wie bist du selbst zu dieser Arbeit gekommen?

Das ist sehr schwer zu beantworten. Wenn man Teilnehmern in meinen Seminaren diese Frage stellt, so hört man oftmals die überwältigendsten Geschichten, wie sie berufen worden sind. Da hat einer einen schweren Unfall gehabt und die Geister in seinen komatösen Träumen erlebt oder jemand hat andere Arten von Nahtoderlebnissen gehabt. Auch ich hatte im Alter von drei Jahren ein Nahtoderlebnis. Damals war mein Bruder mit mir im Park und ich bin in den Bach gefallen. Er hat mich herausgezogen. Ich erinnere mich bei diesem Erlebnis einmal daran, dass ich unter Wasser war und durch die Wasseroberfläche meinen Bruder gesehen habe, aber andererseits auch, wie ich über dem Wasser bin, alles betrachte und auch den kleinen Tunnel sehe, in den das Wasser hineinfließt. Das passierte im Kasseler Stadtpark, wo es ganz viele solcher kleinen Bäche, Kanäle, Brücken und Tunnel gibt. Ich habe damals gewusst und weiß es auch heute noch, als wäre es gestern gewesen, „wenn ich jetzt nicht gleich rausgezogen werde, dann ist es zu spät, denn wenn ich erst einmal in diesem kleinen Tunnel bin, dann kann mich keiner mehr retten“. Ich muss eine außerkörperliche Erfahrung gemacht haben, da ich als Kleinkind nicht schwimmen konnte und laut Aussage meines Bruders nah unter der Wasseroberfläche getrieben bin. Irgendetwas in mir muss sich aufgerichtet, über das Wasser geschaut und den Tunnel gesehen haben. Mein Bruder hat mich vor dem Tunnel herausgezogen und dadurch sitze ich heute noch hier. Letztendlich spielt es keine Rolle, da ich damals keinen bewussten Kontakt zu den Geistern hatte. Es mag sein, dass Geister bei mir waren. Ich gehe davon aus, dass ein „Schutzengel“ bei mir war, der auch dafür gesorgt hat, dass ich rechtzeitig aus dem Wasser gezogen wurde, doch das alles sind Spekulationen und die führen ja bekanntlich nirgendwo hin. Wir haben ja gerade besprochen, dass Schamanismus nichts für Gläubige, sondern für Praktiker ist. Der praktische Ansatz, wie ich zum Schamanismus gekommen bin und der, wenn überhaupt, der einzig relevante ist: ich habe ein Schamanismus-Seminar besucht und dort die Geister getroffen.

Wir hatten damals Besuch von einem Südamerikaner, ein Freund meines Bruders, und mit diesem bin ich gemeinsam im Wald spazieren gewesen. Ich war im Wald, wann immer es ging. Meine Eltern hatten eine Jagdhütte im Wald, in der ich mich oft aufgehalten habe. Es mag sein, dass dies damit zu tun hat, dass mein Vater, der Jäger war, mich sehr früh verlassen hat. Er ist gestorben, als ich vier Jahre alt war. Es ist möglich, dass ich so die Bindung erhalten wollte. Doch auch das ist rein hypothetisch. Ich war eben gern im Wald und sei es zur Grundschul- oder zur Gesamtschulzeit, ich war schon morgens vor dem Unterricht im Wald. Nun kam also eines Tages der Besuch aus Südamerika und dieser hat mir gesagt, wenn ich immer so gern im Wald sei und die Natur so liebe, solle ich unbedingt Carlos Castaneda lesen. Ich habe also die Bücher von Castaneda gelesen und auf einmal hat sich bei mir etwas geöffnet, was man „das Erleben der Spiritualität" nennen könnte. Ich merkte, dass es noch etwas außer Kriegertum und Heldentum gibt – Dinge, die mich in meiner Jugendzeit vor allem anderen interessierten. In Castanedas Büchern fand ich die Beschreibungen der geheimnisvollen Natur und der Ewigkeit, die die Menschen umgibt, besonders spannend und auch seine Beschreibungen, dass man als Mensch zu viel mehr fähig ist und wie viel das eigene Sein bewirken kann. Durch Castaneda ist dieser Aspekt in mir angesprochen worden und es hat Lust auf mehr gemacht, wodurch ich zum nächsten Buch gegriffen habe, welches Michael Harners „Der Weg des Schamanen" war. Danach wollte alles in mir auch praktische Erfahrungen machen und sehen, wo ich in dem Ganzen stehe. Ich fand im Buch die Adresse, an die man sich wenden konnte, um Seminare zu besuchen. So nahm ich in Bremen an einem Seminar von Jonathan Horwitz teil. Für mich war das Seminar allerdings unbefriedigend, da ich das Gefühl hatte, schamanisch gesehen überhaupt nichts zustande gebracht zu haben. Das ist auch gut so, denn dadurch habe ich heute ein ganz anderes Verständnis für die Seminarteilnehmer, denen es ebenso geht. Ich bin letztlich beim Schamanismus geblieben, weil ich in mir die Gewissheit hatte, dass es „meins" ist.

Woher kam dieses positive Gefühl, wenn das Seminar selbst doch letztlich unbefriedigend war?

Ein solches Seminar besteht ja nicht nur aus schamanischen Reisen. Besonders das schamanische Weltbild, zum Beispiel die Aussage „Alles was ist, ist lebendig", hat mich beeindruckt. Innerhalb der Seminare kommt es nicht nur auf das eigene Erleben an, sondern auch auf die Erfahrungen, die man von den anderen Teilnehmern zugetragen bekommt und die die Gruppe gemeinsam macht. Innerhalb des Seminars gab es gemeinschaftliche Arbeit und auch darin enthaltene Botschaften der Krafttiere für den Übungspartner, in welchen die Dinge einfach genau passten und man sich fragte „Wie kann das sein?! Woher weißt du das?!“. Nur mein eigenes tiefes Reiseerlebnis blieb aus. Ich hatte während des Seminares auch einen Spaziergang mit Jonathan Horwitz, der mir einiges über Schamanismus erzählte, was mich schwer beeindruckte. Am Ende des Seminars fand die „Geistboot-Fahrt“ statt und auch hier bekam die Klientin in der Mitte unglaublich passende Informationen für sich, ihr Wachstum und ihre Heilung, die der Seminarleiter nicht wissen konnte und die bei der Klientin alles verändert haben. Sie brach sofort in Tränen aus und berichtete auch in der Pause den anderen Teilnehmern noch Sachen, die mich beim Hören total erstaunt haben. Sie fühlte sich ganz rund und vollständig, war verblüfft, woher die Geister das alles wussten und dankbar über die Hinweise, da sie das Problem von dieser Seite noch niemals betrachtet hatte. Mich begeisterte der Gedanke, dass man für sich und andere Heilung erfahren konnte, wenn man Zugang in jene Welt bekam. In meiner damals naiven Denkweise war für mich klar, dass ich mit einem solchen Werkzeug alles erreichen könnte. Ich hatte nicht vor damit irgendwelche schrägen Sachen zu machen, doch das Feld, das sich dort für mich geöffnet hat, war so gigantisch, dass ich es der ganzen Welt erzählen wollte oder mich gar fragte, woher das kommt, dass es nicht längst alle wissen?! Ich kam also nach Hause und versuchte das Wissen zu verteilen und dieses Feld zu erweitern, doch es kam einfach nicht an. Die Menschen wollten es nicht hören und ich habe durchaus die lebendige Erfahrung des Sprichwortes „Perlen vor die Säue werfen“ gemacht. Dadurch erkannte ich, dass jeder seinen eigenen Zeitpunkt hat, um diese Erfahrungen zu machen. Zieht man aus eigenem Antrieb diesen Zeitpunkt eines Menschen vor, aus welchem guten Willen auch immer, so kann man erreichen, dass derjenige nie mehr wiederkommt. Wenn wir also in unserer Begeisterung übers Ziel hinausschießen und einen Menschen versuchen zu diesen Erfahrungen zu überreden, werden wir in ihm Abneigung hervorrufen. Diese Abneigung bleibt meist bestehen, auch wenn vielleicht nach einem Jahr der richtige Zeitpunkt für diesen Menschen kommt. Er wird seinen Moment dann unter Umständen vor lauter Abneigung verpassen. So sollte man seine Erlebnisse und Erfahrungen lieber für sich behalten und nur dann teilen, wenn man gefragt wird. Das stimmt nicht zur Gänze, denn auch ich habe aus einem Buch gelernt, welches ja ebenfalls Erfahrungen weitergab. Wobei man hier natürlich auch sagen könnte, der Gang in den Buchladen beinhaltete meine Frage. Ich will einfach damit sagen, dass man ungefragt nicht mit diesem Wissen hausieren gehen sollte. Ich persönlich mache das gar nicht mehr und in meinem Leben ist auch von außen nicht ersichtlich, dass ich damit etwas zu tun habe. Trotzdem werden immer wieder Menschen zu mir geschickt oder finden mich auf welche Weise auch immer und sind in diesem Moment auch offen dafür, weil sie aus eigenem Antrieb kommen. In unserer Welt gibt es viele wertvolle Techniken und Methoden, doch diese können noch so wertvoll sein und bleiben dennoch nutzlos, wenn ein Mensch gerade keinerlei Verbindung dazu aufbauen kann.

Du hast einmal davon gesprochen, dass dein „Durchbruch" für dein schamanisches Wirken, eine intensive Erfahrung bei einer schamanischen Reise zu den Schnecken war. Kannst du darüber mehr erzählen?

Ich habe ein Fortgeschrittenenseminar besucht und dort eine Reise gemacht, die alles in ein richtiges Licht rückte. In der Mittagspause des Seminares „Shamanic Counseling" ging ich im Wald spazieren. Bei jedem meiner Schritte tötete ich Schnecken. Die Schnecken waren überall, auf dem Laub, unter dem Laub, und egal wie vorsichtig ich durch diesen Wald ging, konnte ich nicht verhindern auf Schnecken zu treten. Ich wollte kein Lebewesen verletzen oder gar töten. Ich war zu dieser Zeit ein sehr friedfertiger Vegetarier. Also machte ich eine Schamanische Reise mit der Frage, warum so viel Leid existiert oder warum jeden Tag so viel Leben enden muss. Ich habe die Arbeit der Geister so erfahren, dass sie nicht nur ein Interesse daran haben, hier zu helfen, hier zu agieren und hier zu heilen, sondern dass auch ein Interesse aus Liebe und Freundschaft besteht. Vielleicht hätte ich beim ersten Kontakt nicht sagen können, dass ich sie schon vorher einmal gesehen habe, doch ich habe ein ganz starkes Gefühl, dass wir uns schon sehr lange kennen. Dieses Kennen geht über meinen jetzigen Körper hinaus; ich kenne sie schon seit langer Zeit vor meiner Geburt. Auch dies bringt die Geister dazu, uns stets weiterzuhelfen: ihre Freude darüber, dass wir hier auf der Erde mit ihnen gemeinsam helfen und aus einem tiefen Mitgefühl heraus agieren. Dieses Mitgefühl kann man beinahe einem Zwang gleichsetzen. Man kennt das aus vielen Filmen oder Romanen, in denen die Helden, Könige oder Königinnen etwas tun, was ein Außenstehender vielleicht als dumm, lebensgefährlich oder leichtsinnig abtun würde, die Akteure selbst können jedoch nicht anders, sie können nicht über ihr Wesen, ihren Charakter oder ihre Gefühle hinweggehen. Sie „müssen" das tun, egal wie gefährlich oder leichtsinnig es scheinen mag. Genauso ist es bei den Geistern, sie können nicht um ihr Wesen, ihren „Zwang" des Mitgefühls umhinkommen. Sie haben also aus diesem Grund ein Interesse an der Zusammenarbeit mit uns, weil wir ihnen die Möglichkeit geben, Menschen, Tieren und anderen Lebensformen auf dieser Welt zu helfen. Darüber hinaus sind sie natürlich aus Liebe und Freundschaft mit uns verbunden. Dieses Interesse drückt sich bei jedem anders aus. Wenn die Geister mit jemandem zusammen sind, der zu wenig Selbstvertrauen hat oder den viel aus seinem Leben daran hindert, Energie zu übertragen oder in Kontakt zu den Geistern zu treten, dann fallen ihnen Mittel und Wege ein, um genau das in demjenigen zu heilen, damit er oder sie ein besseres „Werkzeug" wird. Das ist auch der Grund, warum auf vielen Seminaren plötzlich Situationen entstehen oder kreiert werden, in denen wir viel lernen können. Grundsätzlich gehe ich davon aus, dass die Welt so wie sie funktioniert gut ist und nicht jeder Mensch z.B. einen Seelenverlust erlitten hat, das wäre ja auch schlimm. Wenn wir als Schamanisch Praktizierende agieren müssen, handelt es sich um eine Ausnahmesituation. Dann bist du aber zum Beispiel in einem Seminar zum Thema Seelen-Rückholung und um dich herum sind nur Ausnahmesituationen, jeder Teilnehmer hat eine Seele verloren. Da fragt man sich dann schon, wie das sein kann. Unsere Seelen sind nicht immer fest mit uns verbunden, sondern fluktuieren lose und gehen auch nachts im Traum auf Wanderschaft. In einem solchen Seminar sorgen die Geister dafür, dass jeder scheinbar einen Seelenverlust hat und sie tun es nur deshalb, damit alle Teilnehmer lernen, wie man Seelen zurückbringt. Innerhalb aller Seminare werden immer wieder Situationen kreiert, die den Teilnehmern helfen zu wachsen, an sich selbst zu arbeiten und zu lernen und auch immer bessere Schamanisch Praktizierende zu werden. Egal, um was es sich handelt, die Geister finden den richtigen Zeitpunkt, um es in uns zu entfalten und zu entwickeln.

Aus meinen eigenen Erfahrungen weiß ich, dass ich sehr oft Schamanische Reisen aus einem völlig anderen, vielleicht sogar recht banalen Grund gemacht hatte und sich plötzlich etwas anderes ereignet hat, wobei in mir selbst etwas gereinigt oder geheilt werden sollte. So war es also auch damals in meinem Seminar, als ich die Reise zum Thema der vielen zertretenen Schnecken im Wald machte. Während dieser Reise bin ich gestorben. Ich reiste immer höher und weiter ins Universum, es wurde immer schwärzer und schwärzer, bis ich zu einem schwarzen Wasserfall im schwarzen Universum kam. Diesen bin ich hinabgetaucht und kam an einen Strudel, der in einem Licht endete. Als ich dieses Licht betrat, löste ich mich darin auf. Ich war überall zur gleichen Zeit und war, wie das Licht selbst, von Liebe erfüllt. In dem Moment, als ich das Licht war, lief mein Leben und alles, was darin geschehen war, vor mir ab und aus der Sichtweise dieses neuen Wesens, das ich nun war – das Licht, erfüllt von Liebe – haben mir all die Dinge, die ich falsch gemacht hatte, sehr sehr weh getan. Später hat sich daraus meine Erkenntnis entwickelt, dass dieses Jüngste oder Höchste Gericht, welches in vielen Religionen beschrieben wird und vor dem wir nach unserem Tod stehen sollen, eigentlich wir selbst sind. Wir richten nach unserem Tod selbst über uns. Aus meiner Schamanischen Reise finde ich den Begriff, den die Katholiken verwenden, am treffendsten: Fegefeuer. Licht könnte man mit Feuer in Verbindung bringen und fegen mit reinigen. Nichts anderes war es für mich – ein reinigendes Feuer der Liebe! Ich kam in dieses reinigende Feuer, war voller Liebe und sah die Dinge meines Lebens, bei denen ich falsch gehandelt habe, was mir wehgetan hat und ich deswegen zurücklassen konnte. Ich wurde darin gereinigt, geläutert und wurde immer freier, schwereloser und körperloser, bis ich so frei und körperlos war, dass es mir nicht mehr möglich war, aus eigener Kraft wieder dort herauszukommen. Auch da waren es die Geister, die mich herausgeholt haben und die mir überhaupt diese gesamte Erfahrung ermöglichten. Diese Reise war nicht nur intensiv, beeindruckend und erkenntnisreich, sondern sie war auch sehr stark. Das alles geschah im ersten Seminar nach dem wenig beeindruckenden Basisseminar und ab diesem Erlebnis war für mich alles klar. Innerhalb dieses Seminares wurde ich auch gefragt, ob ich Lehrbeauftragter der *Foundation for Shamanic Studies* werden möchte. Das war der Beginn meiner Lehrtätigkeit.

Was bedeuten dir die Geister und der Kontakt zu ihnen, wenn man das überhaupt in Worte fassen kann?

Wir wissen, dass den Menschen Geister und der Kontakt zu ihnen mindestens seit der Steinzeit bekannt sind, wahrscheinlich seit dem ersten Tod, der ersten Geburt. In vielen Regionen dieses wunderbaren Planeten wird dieser Kontakt noch heute gepflegt. Und in den verschiedenen Religionen dieser Welt finden sich auch noch heute Überbleibsel des animistischen Erbes der jeweiligen Regionen. Vielerorts haben Menschen ihre Heimat verlassen – den Ort welcher ihre Ahnen beherbergt und wo sich ihre heiligen Stätten befanden –, um ihre Verbindung zu den Geistern zu bewahren. Sie flohen vor Missionierungen neuer Religionen, gaben alles auf, um ihren alten Weg weiter zu beschreiten. Mir selbst sind die Geister sehr wichtig und ich fühle mich auch im Alltag oft geführt und begleitet.

Ich bin häufig dazu aufgefordert worden, mit diesem Thema an die Öffentlichkeit zu treten, hatte aber nie ein Interesse daran gezeigt und habe diesbezügliche Anfragen stets abgelehnt.

Ich erinnere mich genau an den Tag, an dem der Ausschlag für das Entstehen dieses Buches kam. Am Morgen dieses Tages hatte ich gleich zwei Nachrichten, in denen ich gebeten wurde doch ein Buch zu schreiben. Am Mittag desselben Tages erfüllte mich eine derart starke Verbindung zu den Geistern, dass ich für einen Moment das Gefühl hatte, mein Herz müsste vor Liebe und Freude zerspringen. In diesem Moment kam mir der Titel dieses Buches „Geister im Herzen" in den Sinn. Am Abend kam dann die Anfrage des Arun Verlages.

Mir wurde mit zunehmender schamanischer Praxis bewusst, welcher Verlust dem Menschen entsteht, wenn er die Anderswelt ignoriert, seine Verbindung zu den Geistern verloren geht. Die Haltlosigkeit, die Einsamkeit, die Oberflächlichkeit des Lebens, die abgestumpften Sinne, das menschenunwürdige Leben, welches scheinbar nur aus einer nicht enden wollenden Suche nach dem persönlichen Glück besteht, der täglichen Arbeit für den Broterwerb und der zu kurz bemessenen Freizeit, in der die privaten Arbeiten an Haus, Hof, Garten und Papierkram Zeit finden. Den Rest dieses persönlichen Freiraumes verbringen die meisten Menschen in ihren Kästen dann vor einem kleinen Kasten, welcher uns sofort in seinem Bann schlägt und aus der uns umgebenden Welt zu ziehen scheint. Selbst unseren Kindern stiehlt er unsere Aufmerksamkeit, denn man möchte ja nichts verpassen, nicht gestört werden. Da wundert es nicht, dass so viele den Sinn im Leben verlieren und immer unglücklicher werden. Also macht man sich selbst eine Freude und derer scheint es laut dem Kasten ja genügend zu geben. Leider nicht umsonst, also wird mehr gearbeitet. Die neuen Erdenbürger, unsere Kleinkinder können ja schon im zarten Alter von drei in den Kindergarten. Das gibt uns Zeit arbeiten zu gehen, Geld zu verdienen. Eine endlose Spirale aus Unzufriedenheit, welche durch Konsum kurzfristig überspielt wird, wodurch wiederum mehr gearbeitet werden muss, wodurch wiederum Unzufriedenheit entsteht. Die fehlende Verbindung zum Lebendigen, zum Beseelten, zum Geist in uns, macht uns den Maschinen, welche immer mehr unseren Alltag bestimmen, immer ähnlicher. Da dieser Abstieg uns stets von dem unendlichen, empfindungsreichen Wesen in uns trennt, bleiben die verzweifelten Rufe aus unserem Inneren ungehört und je länger sie unbeachtet bleiben, umso trauriger ist es, wenn mal ein Laut bis zu unserer Oberfläche dringt. Dann überfällt uns starke Verzweiflung, welcher wir durch Ablenkung im Außen zu entrinnen suchen. Der Mensch ist so viel mehr und er wird sich dessen in Momenten der Liebe, der Fürsorge und des Mitgefühls bewusst. In meinem Leben gibt es kaum einen Tag ohne das tiefe Gefühl der Dankbarkeit und einer Ode an das Leben. Wir kommen von den Höhen der Liebe, den Wassern des Mitgefühls und den Grotten der Erschaffung. Es ist ein Ort voller Wunder und Liebreiz, voller Verbundenheit und Zuneigung und wir haben dort Freunde. Wenn auf einem Seminar der erste Kontakt zu den Geistern hergestellt wird, hört man oft in den Berichten der Teilnehmer Worte wie „Zuhause", „Ankommen", „Geborgenheit", „Vertrautheit" etc. und Erzählungen von der ersten Begegnung mit den Geistern erinnern an „Liebe auf den ersten Blick" oder der „Begegnung zweier Seelenverwandter".

Inwiefern hat diese Form der Spiritualität dein Leben verändert?

Kann man das beantworten? Wo doch so viel im Leben passiert, so viele Sachen einen Einfluss auf uns haben... Kann man da wirklich sagen „das und das" hat mein Leben verändert? Ich könnte jetzt natürlich auch sagen, dass es Gottes Wille oder der Wille der Geister war und dann muss ich auch sagen, dass es mein Leben total verändert hat. Ich könnte aber auch sagen, dass ich älter geworden bin, was mein Leben ebenfalls verändert hat. Es ist wirklich schwierig zu beantworten.

Dann frage ich noch einmal anders: Siehst du die Welt seither mit anderen Augen?

Auf jeden Fall. Ja. Bevor ich Schamanismus praktiziert habe, hatte ich ein völlig anderes Leben. Was Leute so in ihrer Jugend machen... Ich war zum Beispiel eine Zeit lang viel mit Zuhältern unterwegs. Ich hatte seit meinem 15. Lebensjahr viel Kontakt zum Rocker-Milieu und war Mitglied eines Motorrad-Klubs. Dort habe ich große Loyalität erfahren und auch einen Sinn für Ehre und Brüderlichkeit gefunden. Am Anfang hatten wir jede Menge Spaß, später ging es immer mehr um Macht, Territorialkämpfe und leicht verdientes Geld. Da taten sich dann Abgründe auf, welche mir viel über mein Wesen verrieten, da ich mich bei immer mehr Dingen nicht wohlfühlte. Ich konnte einfach einiges nicht mit meinem Inneren in Einklang bringen. Doch anfangs wollte ich möglichst hart sein, wollte mich gegen alle und alles außerhalb dieser „Bruderschaft" auflehnen, war auch ein rastloser Suchender. Später wurde mir immer bewusster, dass es mehr Mut erforderte, ich selbst zu sein und meinen Dämonen gegenüberzutreten als diese äußere Härte zu wahren. Letztlich ist es doch die Sanftheit des Wassers, welches den scheinbar unzerstörbaren Stein zermahlt. Ich muss aber sagen, dass diese „Brüder" größtenteils gute Menschen waren. Unter den sogenannten Lieblingen der Gesellschaft, den Richtern, Anwälten oder Bankern, fand ich schlimmere Auswüchse und wenn man das Innere nach außen kehren könnte, wären es wohl die „Anständigen", welche uns durch ihre Kaltblütigkeit, Ignoranz und Gier mit Furcht erfüllen würden. Das fängt ja in der Schule schon an, wenn du nicht *tough* genug bist, wirst du aus der Superclique, in der du Schutz oder Geborgenheit erfahren würdest, ausgeschlossen. Irgendwann gibt man sich dann die Erlaubnis, sich selbst zu entdecken, Verständnis für sich zu haben und so zu sein, wie man ist. Ich glaube, dass die Erfahrungen, die ich mit dem Schamanismus gemacht habe, mir geholfen haben, mir ein Stück weit früher zu erlauben, so zu sein, wie ich bin. Der Schamanismus hat auch meine Erfahrung der Welt verändert, auch wenn ich schon als Kind immer den Wald und alles, was dort ist, für lebendig gehalten habe, hat der Schamanismus diese Erfahrung vertieft. Es ist ja nicht so, dass der Baum nur lebendig ist, weil er wächst und Nachwuchs hervorbringt und Stoffwechselvorgänge hat, sondern weil er eine Seele und eine Aura hat, die man spüren, erfahren, erleben kann. Das alles ist durch meine Erfahrungen auf dem schamanischen Weg vertieft worden. Die Ansicht der oder die Bewusstheit für die Welt, dann natürlich die Bewusstheit für Zusammenhänge und Rhythmen in unserem Leben und für das, was Spiritualität wirklich ist.

Der Begriff Spiritualität bekam für mich einen anderen Geschmack. Hört man diesen Begriff zum ersten Mal, dann hat man eine Vorstellung davon und vielleicht auch einige Erwartungen, aber die sind im Vergleich zu dem, was es wirklich ist, nur oberflächlich.

Was hat sich sonst verändert? Es hat mir eine Öffnung des Herzens, viel Mitgefühl und Liebe gebracht. Das Leben wird intensiver, alles wird intensiver, tiefer. Alles kommt mehr in Fluss und in Verbindung, in dem Moment, in dem du selber zu dem findest, was du bist. Stell' dir vor du bist ein Werkzeug: Du glaubst die ganze Zeit, du bist als Schraubenzieher geboren, bist aber ein Schraubenschlüssel. Und du versuchst jetzt als Schraubenzieher Muttern zu lösen. Es wird nicht funktionieren und du wirst das Gefühl haben, gegen den Strom zu schwimmen, nicht im Leben verankert zu sein und alles erscheint schwierig. Du kämpfst ständig gegen Hürden an, doch in dem Moment, in dem du erkennst, dass du ein Schraubenzieher bist, ist alles im Fluss, alles wird leicht und „es geht". Wenn du im Fluss des Lebens bist, macht es dich und auch deine Umgebung weiter.

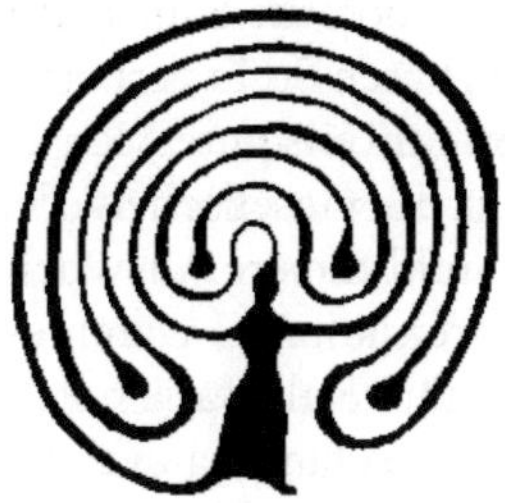

Kapitel 2
Mit der Welt verbunden

Man sagt: „Der Schamane erfährt die Welt, indem er sie wird." Was bedeutet es für dich, in Verbundenheit mit der Welt zu leben?

Ich hatte einmal einen Traum, in dem ich mich selbst geträumt habe. Ich hatte darin die Position des Beobachters und die Position des Menschen, der auf einen Berg steigt und dort eine Zeremonie vorbereitet. Ich breitete auf dem Berggipfel eine Decke aus, räucherte und hielt eine Zeremonie ab. Es wurde immer intensiver und meine Aufmerksamkeit zog immer mehr in die Rolle des Beobachters. Ich hörte die Worte, die ich sprach und versuchte alles genau zu verstehen. Irgendwann bedankte ich mich für den starken, kraftvollen Traum. Damit erwachte ich. Mir kam in den Sinn, dass Gott in vielen Kulturen als „der große Träumer" bekannt ist und man sagt „Gott ist in allem" und „Gott hat alles erschaffen". Wenn wir Gott mit dem großen Träumer gleichsetzen, dann ist das ein gutes Bild, denn wenn ich träume, dann ist alles, was in diesem Traum vorkommt, auch ein Teil von mir, meiner Persönlichkeit und drückt mich aus. Träume ich von einem Hirsch, so ist der Hirsch ein Teil von mir, weil er tut, was ich träume. Die Landschaft um den Hirsch herum, bin ich ebenfalls, denn ich erschaffe sie in meinem Traum. Und ich bin natürlich auch ich, denn ich habe mich selbst als Hauptrolle in diesem Traum besetzt. Träumt Gott, so ist alles ein Teil von ihm, drückt ihn aus und zeigt ihn in all seinen Facetten.

Wenn ich nun Gott bin, also irgendeine Person, die irgendwo liegt und einen Traum hat, der eigentlich kein Traum ist, sondern das wirkliche Leben von irgendeinem Menschen, nämlich von mir, weil ich mich in der Hauptrolle träume, dann fühle ich mich beim

Erwachen aus diesem Traum entweder gestärkt, ängstlich, traurig, je nachdem, worum es in diesem Traum ging. Habe ich in meinem Traum Schwierigkeiten und werde verfolgt, so erwache ich wahrscheinlich eher ängstlich oder verstört. Wenn ich aber einen Traum habe, in dem ich mich auf einen solchen Berg steigen sehe und dort fröhlich bin, werde ich fröhlich erwachen. Gehe ich fröhlich durchs Leben, so werden meine Träume, die ich aus Freude träume, schöner. Während ich, wenn ich ängstlich oder misstrauisch durchs Leben gehe, meine Träume von diesen Ängsten geprägt sein werden und auch mein Leben sich immer ängstlicher und misstrauischer gestalten wird. Im übertragenen Sinne hat Gott einen schönen und kraftvollen Traum, wenn wir auf einen Berg steigen und eine Zeremonie abhalten und fühlt sich dadurch gut, so dass unser nächster Tag umso besser wird und unser Leben schöner. Du merkst wahrscheinlich schon, dass wir damit zu dem Punkt kommen, an dem wir erkennen, dass alles, was in unserem Leben geschieht, eine Bedeutung für uns hat. Es können Banalitäten oder auch wichtige Ereignisse sein. Nun könnte man hingehen und sich sagen, dass alles zu hinterfragen und zu deuten ist, weil ja alles mit unserem Leben zu tun hat und uns Informationen für uns und unsere Weiterentwicklung gibt, doch es gibt diesen schönen Spruch „Das Universum besteht zu 75% aus Chaos, deswegen sollte man das Leben nicht so ernst nehmen." Diesen Satz gebe ich auch jedes Mal den Menschen, die alles überinterpretieren, mit auf den Weg. Ich selbst handhabe es so, dass ich bewusst durchs Leben gehe. Bewusstheit ist diesbezüglich sehr wichtig, da die Geister erst ganz leise an die Tür klopfen, dann immer lauter klopfen und schließlich die Tür eintreten – was dann schmerzhaft wird. Je bewusster man durchs Leben geht, desto weniger Leiden beinhaltet das Leben, weil man die Botschaften früher versteht und nicht erst warten muss, bis jemand die Tür eintritt. Zum anderen verwende ich für mich den Trick, dass ich nur auf die Sachen achte, die für mich ein Ausrufezeichen haben. Also, wenn ich zum Beispiel durch einen Tag gehe, in dessen Verlauf ich vier Mal von verschiedenen Menschen darauf angesprochen werde, dass ich wie ein Hundebesitzer aussehe und Hunde haben sollte, dann beginne ich, mir darüber Gedanken zu machen. Natürlich mache ich von solchen Begegnungen nicht mein Leben abhängig, sondern es geschieht eher spielerisch. Sollte ich also an einem Tag einige ähnliche oder gar komische Begegnungen haben, die mich auf dasselbe hinweisen wollen, dann nenne ich dies ein Ausrufezeichen und weiß, es hat eine Bedeutung für mich. Kann ich diese Bedeutung nicht gleich entschlüsseln, lasse ich es einfach ruhen. Ich bin da nicht so, dass ich unbedingt eine Bedeutung herausfinden muss, nur weil ich glaube, es sei wichtig. Ich lasse es fließen und vertraue darauf, dass es wiederkommen wird, wenn es für mich wichtig ist und ich es dann auch verstehen werde, wenn es passt. Letztendlich ist es so, dass wir mit der Welt in Verbindung stehen, vielleicht so wie in meinem Traum, vielleicht auch ganz anders, doch diese Welt hat sehr wohl Zeichen für uns, die uns helfen, das für uns passende Leben zu leben und uns einiges erleichtern können. Das ist die Verbindung, die ich spüre; das Leben trägt mir jeden Moment das zu, was ich brauche, und zwar nicht nur Informationen, sondern auch das, was ich konkret zum Leben brauche, wodurch ich mich geborgen und getragen fühle.

Die uns umgebende Welt ist eine unter vielen. Sie hat, wie alle anderen auch, ihre eigenen Gesetzmäßigkeiten und bietet uns alles, was wir brauchen, um in dieser Welt überleben zu können. Jedes hier geborene Wesen hat sich für sein Hiersein entschieden, doch so wie diese Welt sichtbare und unsichtbare bzw. geheimnisvolle Aspekte besitzt, besitzen auch wir sichtbare und unsichtbare Aspekte. Wir als Ganzes sind in vielen Welten zuhause und können mit diesen in Kontakt treten. Vieles geschieht ohne unser Wissen und oftmals befinden wir uns, was die uns ausmachenden Aspekte betrifft, im Ungleichgewicht. Eine Nichtbeachtung der anderen in uns verborgenen Aspekte kann negative Folgen für uns nach sich ziehen. Nichtsdestotrotz sind wir gut für das Leben gerüstet und ich bin mir sicher, dass es zum Überleben mehr braucht als das, was wir unter dem Begriff „Verstand" kennen. Denken wir nur an die Zeiten, in denen wir Höhlen bewohnten! Ich habe das ausprobiert: Im Winter mit Minustemperaturen, nassem Holz, jeder Menge Matsch und feuchter Kleidung. Ich hatte wenigstens Kleidung – und auf meinen warmen Schlafsack wollte ich auch nicht verzichten. Die Vorstellung Tag ein Tag aus, Jahr für Jahr unter diesen Bedingungen leben zu müssen ist schon sehr hart und für mich scheint es im ersten Moment auch nicht überlebbar. Solch harte Lebensbedingungen, die früher ja allgemein vorherrschten, bringen mich zu der Überzeugung, dass es mehr geben muss als unseren Verstand, um überleben zu können. Wir sind lebensfähig, sonst hätte uns die Evolution längst aussortiert. Mir scheint aber auch, dass es im Laufe der Zeit unserer „Zivilisierung" immer mehr zum Überleben braucht. Offenbar wird sich um uns „gekümmert", wobei ich nicht genau sagen kann, wer oder was das tut. Jeder kennt Momente aus seinem Leben in denen etwas noch einmal gut gegangen ist, man einen guten Schutzengel hatte oder wie es so schön heißt: „wenn du glaubst es geht nicht mehr, kommt von irgendwo ein Lichtlein her". Wir können also Vertrauen haben, uns an das Leben hingeben, das so für uns sorgt. So wie ein Wassertropfen genau weiß, dass er durch seine Eigenschaft des Fließen-Könnens sein Ziel erreichen wird, so können auch wir Menschen darin vertrauen, dass unser innerstes Wesen auf dem richtigen Weg ist. Schließlich sind auch wir von der Natur mit einem inneren Kompass ausgerüstet. Das ist auch der Grund, warum ich komplizierten und aufwändigen Strategien und Ritualen misstrauc. Ich für meinen Teil halte mich an die Einfachheit, mit der die Natur ihre Wege geht und das Leben schützt und entwickelt. Warum komplizierte Rituale rezitieren, bei denen man mehr im Kopf als im Herzen weilt. Im Gegensatz zu anderen sage ich, dass die Welt nicht aus Leid besteht, sondern sie gleicht eher einem Abenteuerspielplatz, auf dem man lernt und Erfahrungen macht.

In deinen Kursen weist du darauf hin, dass die Plains-Stämme sagen, wir würden aus dem Großen Ganzen geboren, um BERÜHRUNG zu erfahren, teilten dann aber alle die Angst vor der Einsamkeit. Kannst du dazu mehr sagen?

Das Zitat stammt aus dem Buch „Sieben Pfeile" von Hyemeyohsts Storm. Die Plains-Stämme sagen, dass wir geboren werden, um Berührung zu erfahren und um Berührung erfahren zu können, braucht es einen Körper. Meistens nenne ich dieses Zitat, wenn ich erkläre, wie ich mit den Geistern in Verbindung trete. Es kommuniziert dann ein Geist mit dem anderen. Der einzige Unterschied ist, dass ein Geist gerade einen Körper bewohnt und der andere eben nicht.

Deswegen gibt es den Krafttiertanz als wertvolle Übung, in der wir unserem Krafttier für eine kurze Zeit unseren Körper zur Verfügung stellen und dieser Tiergeist damit die Möglichkeit hat, auch eine körperliche Erfahrung zu machen. Es ist ein Geschenk an diesen Tiergeist, da er nur mit dieser Körperlichkeit auch Berührung erfahren kann. Wir müssen also einen Körper bewohnen, um Berührung erfahren zu können und einen Körper bewohnen zu müssen, heißt auch, dass wir dazu voneinander getrennt werden. Es gibt also nur einen Geist in einem Körper, mit Ausnahme der zeitweisen gemeinsamen Körperlichkeit mit einem Krafttier. Hierbei teilt man sich den Körper und spricht eine Einladung an das Tier aus, für die Dauer des Tanzes den Körper zu teilen. Dieser Tiergeist möchte uns in erster Linie in hohem Maße unterstützen und benötigt von uns keinerlei Hilfe, er nimmt die Einladung eher als ein Geschenk an. Wir werden dadurch in keiner Weise geschädigt und befinden uns in einer sehr sicheren Situation, gemeinsam mit einem äußerst mitfühlenden Geist. Ein solcher Tanz dauert zwischen fünf und 15 Minuten und wir verschmelzen darin mit einem Tiergeist, den wir zuvor dazu eingeladen haben. Wir bewegen uns mit ihm, tanzen mit ihm und er kann dadurch Berührung erfahren, was letztendlich unser Geschenk an ihn ist. Es ist jedoch nicht nur ein Geschenk an ihn, sondern auch eine Gabe an uns selbst. Zum einen, weil wir die Erfahrung einer tiefen Verbindung zu einem geläuterten Geist machen, mit dem wir unseren eigenen Körper teilen. Zum anderen werden wir immer kraftvoller und spüren eine immer tiefere Verbundenheit mit diesem Tiergeist. Mit dem Tanz ist es ähnlich, wie Milch durch einen Strohhalm zu trinken – es bleibt immer etwas im Strohhalm zurück. So bleibt auch immer ein Teil der Kraft des Tieres mit jedem Tanz in uns zurück. Es ist eine der wichtigsten klassischen Übungen, die den Geistkontakt intensiviert, je öfter man sie macht.

Doch wir sprachen gerade darüber, dass wir hier sind, um Berührung zu erfahren und uns dazu voneinander trennen und jeder in einen eigenen Körper hineingehen müssen. Diese Individualisierung bleibt leider nicht frei von Traumata und geht einher mit einer großen Angst vor Einsamkeit. In einem unserer Seminare machen wir eine Schamanische Reise zu unserer größten Angst. Bei fast allen Teilnehmern verläuft die Reise ähnlich oder fast genauso, wie ich es nun beschreiben werde: der Reisende begibt sich auf seinen Weg und fühlt sich plötzlich schwerelos, verlässt seinen Körper, fliegt immer höher und höher und sieht weit unter sich unseren Planeten Erde. Er verlässt auch die Atmosphäre der Erde, immer weiter hinein in die schwarze Unendlichkeit des Weltalls und kann nichts dagegen tun. Meist versucht derjenige willentlich zurückzukommen, zurückzuschwimmen oder was auch immer. Berichtet mir dies ein Teilnehmer, so frage ich nach dessen Interpretation und höre meistens: „Ich habe mich so verlassen, einsam und hilflos gefühlt." Natürlich hat diese Angst vor der Einsamkeit auch offenkundige Vorteile, zum Beispiel helfen wir dadurch anderen Menschen, gründen soziale Einrichtungen und sind freundlich, damit uns andere mögen oder zumindest nicht abstoßend finden. Aus einer solchen Angst vor Einsamkeit entstehen dann Altenheime, Jugendtreffs, Tier-Sitting und auch Vereine, um Menschen vor Einsamkeit zu bewahren.

Würdest du sagen, dass Einsamkeit durch ein wirkliches Zulassen von Berührung und Berührt-Werden verschwindet?

Die wahre Wirklichkeit ist immer im Innersten jedes Einzelnen von uns. In uns sind so viele Empfindungen, die nicht von außen definiert werden können. Zum Beispiel kann niemand Leid definieren. Es ist immer ein innerer Prozess, der auf das Außen reagiert. Manche nehmen sich das Leben, nur weil sie an der Börse Pech gehabt haben und andere erleiden unvorstellbare Schicksalsschläge und verschwenden keinen Gedanken an Suizid. Natürlich gibt es immer Gründe für oder gegen eine bestimmte Handlung, die mit den jeweiligen Situationen einhergehen, doch letztendlich ist es eine ganz persönliche Sache, wann jemand leidet und wann nicht. Was der eine als Leid erfährt, mag dem anderen als Lappalie erscheinen. Die Realität tragen wir also in uns und wenn wir ein Mensch mit Angst vor Einsamkeit sind, der Berührung zulassen kann, so kann diese Berührung die Angst sicher besänftigen, aber nicht nehmen. Man kann auch niemanden finden, der einen glücklich macht, man kann sich immer nur selbst glücklich machen. Und genauso kann auch nur ich mir selbst meine Angst nehmen. Wobei ich sagen muss, dass Angst ein großer Verbündeter ist, die uns zuerst schauen und dann die Straße überqueren lässt. Angst darf also durchaus da sein, sie darf uns nur nicht beherrschen. Berührung kann meine Angst vor der Einsamkeit also lindern, jedoch nicht verschwinden lassen. Wenn die Geister ein Interesse daran haben, dass wir diese Angst verlieren, so werden sie uns Erfahrungen machen lassen oder Möglichkeiten der Erfahrung offerieren, die dazu führen, dass wir diese Angst verlieren. Ansonsten ist Berührung sehr wichtig, da die Haut unser größtes Organ ist und uns mit der Außenwelt verbindet. Jeder kennt die Erfahrung, dass eine Umarmung Traurigkeit oder Aufgebrachtsein besänftigen und trösten kann. Es fühlt sich wohlig an, ob als Kind im Arm der Eltern oder als Paar beim Kuscheln auf der Couch. Man erlebt Zweisamkeit und es gibt einem sehr viel.

Dennoch schrecken viele Menschen vor Berührung zurück. Woher kann dann deiner Meinung nach diese Angst vor wirklicher Berührung kommen?

Sicherlich bringt Berührung in jedem Menschen etwas anderes hoch, so wie es nun durch deine Frage auch im Raum steht. Ich glaube, dass Menschen, die Angst vor Berührung haben, sich möglicherweise nicht für wertvoll halten und deswegen Angst haben, sich durch Berührung zu offenbaren.

Ist diese Angst bei Menschen aus unseren industrialisierten Nationen stärker ausgeprägt? Wenn ja, warum?

Natürlich kann ich das nicht konkret beantworten, da ich die Verhältnisse der kleinen indigenen Dorfgruppen nicht kenne und auch nicht die Verhältnisse der Franzosen, der Amerikaner, der Inselbewohner von Haiti. Bei uns spielt sicherlich unsere christlich geprägte Vergangenheit eine sehr große Rolle. Die „Sekte" der Christen hat sich von allen anderen Sekten vor allem durch das Thema „Leid" unterschieden. Die christliche Lehre besagt, dass Jesus *für uns* gelitten hat, was dazu führte, dass die Kirchenväter viel Gewicht auf das Leid gelegt haben. So kasteite jeder sich selbst und bestrafte sich für seine jeweiligen (angeblichen) Sünden. Sex war negativ behaftet, so dass der Akt eher im Dunkeln stattfand und am besten noch möglichst bekleidet. Zudem waren Frauen nicht besonders hoch angesehen. All dies führte dazu, dass Berührung keinen angesehenen Stellenwert hatte und es zu einem gestörten Verhältnis zum menschlichen Körper und zur Sexualität führte. Insgesamt würde ich sagen, wir kamen aus dem Leid. Als Erlösung wurde der Tod, das zu erwartende Paradies, gesehen. Dies ist einer der Grundpfeiler unserer Kirchen. Native Kulturen haben im Vergleich zu uns einen wesentlich freieren Umgang mit Sexualität, mit ihrer eigenen Körperlichkeit und auch was die Kindererziehung angeht. Man kann dies bei uns gut beobachten. Früher war das ganze Dorf der Kinderspielplatz, dann wurden es kleine Reservat-ähnliche Gebilde mit Zäunen darum und heutzutage haben viele ihren eigenen Spielplatz direkt im Garten. So müssen die Kinder keine anderen Kinder mehr treffen, sondern können zuhause unter Aufsicht spielen. Das schneidet uns bereits im Kinderalter von anderen ab und erschwert natürliche soziale Verbindungen. Kinder, die mit fremden Kindern auf öffentlichem Grund spielen, lernen zum Beispiel viel leichter, Konflikte zu lösen, weil sie es müssen. Sicherlich könnte man auch die Entwicklung des Menschen anführen. Viele Kulturen oder spirituelle Richtungen sprechen davon, wie sich der Körper des Menschen entwickelt und ebenso die verschiedenen ätherischen Körper um ihn herum. Der Emotionalkörper eines Menschen entwickelt sich im Kindesalter und für eine gute Entwicklung dessen sind Träume ganz existenziell wichtig. Genau zu dieser Zeit hören Kinder allerdings häufig von Lehrern oder gar den Eltern und Großeltern „Du sollst nicht so viel träumen! Hör' auf herumzuträumen!" oder ähnliches. Solche Beispiele finden sich zu allen unseren Entwicklungsschritten.

Dann gibt es noch andere paradoxe Phänomene wie zum Beispiel die unterschiedliche Reaktion auf eine herunterfallende Vase. Habe ich einen Handwerker bei mir zuhause, der versehentlich die Vase herunterwirft, so sage ich vielleicht „Ach, nicht so schlimm, das kann jedem mal passieren", doch wenn ich selbst die Vase herunterwerfe, dann halte ich mir dies vielleicht sogar noch wochenlang vor: „Ich bin so schusselig! Wieso kann ich nicht so achtsam wie andere Leute sein?! Wieso passiert mir so etwas immer?!“. Ich will damit sagen, dass wir mehr Verständnis mit uns selbst haben müssen, im Kleinen wie auch im Großen.

In unserer Gesellschaft gibt es so viele Störungen, die alle gemeinsam diese Angst vor Berührung verstärken.

Schamanische Wege öffnen uns für Erfahrungen der Anderswelt. Wie können diese Erfahrungen uns helfen, uns auch für unsere Alltagswelt zu öffnen?

Als ich anfing, mich mit Schamanismus zu beschäftigen, hatte ich auch noch die Idee, dass es Momente am Tag geben muss, in denen ich mich spirituell betätige. Im Laufe der Zeit bin ich aber dazu übergegangen, eher zu denken, dass das ganze Leben mit Spiritualität durchzogen ist. Meine Freunde, meine Frau und auch ich selbst haben verschiedene Schamanische Reisen an historischen Orten wie steinzeitlichen oder bronzezeitlichen Grabstätten gemacht und genau wie diese Reisen es uns zeigten, zeigen auch die Beobachtungen nativer Kulturen, dass Spiritualität und Alltag nicht voneinander getrennt sind. Das Kneten des Teiges und Backen des Brotes ist ein spiritueller Vorgang, eine Unterhaltung, wie die zwischen uns beiden jetzt gerade, ist ein spiritueller Vorgang. Wir neigen dazu, alltägliche Dinge abzuwerten und lieber nach Besonderheiten zu suchen, nach Neuem und Dingen, die noch nie da gewesen sind. Es ist der große Fehler, dass Alltägliches stiefmütterlich behandelt wird. Man sollte nicht sagen, am Morgen zwischen 7:00 und 8:00 Uhr meditiere ich und dann gehe ich arbeiten. Spirituelles sollte den Alltag, also auch die Arbeit, den Beruf durchdringen. Kann sich jemand etwas Spirituelleres vorstellen, als ein Gespräch zwischen zwei Menschen? Man ergänzt sich gegenseitig und es fallen einem Dinge ein, die einem ohne dieses Gespräch nicht eingefallen wären, man schaut einander in die Augen, man spürt das Gegenüber, man sieht Mimik und Gestik und kann den Menschen dann als sympathisch, als unsympathisch, als verbunden oder was auch immer empfinden. Für mich besteht gar keine Notwendigkeit, die *Nicht-Alltägliche Wirklichkeit* in den Alltag zu holen, weil sie bereits da ist. Ist dies alles bloßes Wollen, so werden die Ergebnisse ohnehin unbefriedigend bleiben. Ich habe die Erfahrung gemacht, wenn man sich auf einen spirituellen Weg begibt oder beginnt, sich mit Schamanismus zu beschäftigen, wird das Leben gleichsam spiritueller und die Welten durchdringen einander. Dies geschieht, weil wir lebendiger, bewusster und verbundener mit unserer Umwelt leben und wir den Grundsatz „Alles ist beseelt und mit allem verbunden" nicht nur irgendwo gelesen haben, sondern er sich in uns entwickelt, wir ihn praktisch erfahren. Als Beispiel könnte man das Steinorakel nennen, in welchem wir einen Blick in die *Nicht-Alltägliche Wirklichkeit* werfen können, nämlich auf den Nicht-Alltäglichen Aspekt des Steines. Wir sehen auf einmal nicht mehr nur den alltäglichen Stein mit kleinen Löchern oder Kerben, sondern Gesichter und Formen innerhalb des Steines, die uns Antworten auf zuvor gestellte Fragen geben können.

Ist der schamanisch Praktizierende „zwangsläufig" mit beiden Welten besser verbunden?

Die Welten sind nicht getrennt voneinander, sondern existieren ineinander. Wir selbst trennen sie – vor allem auf sprachlicher Ebene – in eine Alltagswirklichkeit und eine *Nicht-Alltägliche Wirklichkeit*. Es gibt mit Sicherheit Wesen, die diese Welten nicht als getrennt wahrnehmen. In einem Western sagte einmal jemand: „Möge der Große Geist mit dir sein!" und bekam die Antwort: „Der Große Geist ist immer mit uns, aber wir sind nicht immer mit ihm!" Das trifft es sehr gut. Es ist heute wohl nicht mehr so schlimm wie im Mittelalter, doch dem Begriff „Geist" haftet weiterhin etwas Dämonisches und Negatives an, er wird verteufelt. Zudem kann es uns passieren, dass man uns für verrückt hält, Drogenkonsum vermutet oder gegen Halluzinationen behandeln lässt, wenn wir Dinge sehen, die andere nicht sehen oder gerade verpasst haben. Fast alle Menschen haben Angst davor, Dinge wahrzunehmen, die andere nicht sehen oder hören. Das sollte man sich klarmachen. Viele Menschen kommen in meine Seminare und wünschen sich richtige Visionen und Kontakte zu Verstorbenen und verkennen, dass sie durch die Erfüllung dieses Wunsches gleichzeitig von der Angst überflutet werden würden, den Verstand verloren zu haben. Seit jeher wurde Menschen eingetrichtert, lieber den Mund zu halten, wenn sie etwas wahrnehmen, das keiner sonst wahrnimmt. Die moderne Wissenschaft sagt heute, dass alles, was passiert, in unserem Kopf geschieht und unser Gehirn zwischen Traum und Wachbewusstsein nicht unterscheidet. Die Physiker sagen, es sei eine Art Grundrauschen um uns herum und wir selektieren, was aus diesem Grundrauschen wir wahrnehmen. Unser Gehirn ist sogar fähig uns sozusagen zu betrügen, da es uns manche Informationen vorenthält und andere vielleicht durch Erinnerungen an Vergangenes ersetzt, weil es wesentlich ökonomischer ist, auf etwas zuzugreifen, was bereits vorhanden ist, als Neues abzuspeichern. So kann es uns passieren, dass wir durch eine Landschaft fahren und unser Gehirn uns eine Landschaft zeigt, die wir in unserer Kindheit gesehen haben.

Ergibt sich aus der Verbundenheit mit beiden Welten eine besondere Verantwortung?

Ja. Dazu sind auch verschiedene Regeln aus der Erfahrung langjährig Praktizierender heraus entstanden, die nicht jeder Mensch befolgen wird, genauso, wie wir auch oft nicht auf das hören, was unsere Eltern uns sagen. Ein Grundsatz ist beispielsweise: „Behandle niemanden oder helfe niemandem, der dich nicht darum gebeten hat.“ Sicherlich entspringen sämtliche moralischen Grundsätze und Regeln dem Wunsch, Verantwortung zu übernehmen, wobei der Mensch an sich, meiner Meinung nach, gut ist. Früher habe ich oft zu den Menschen gesagt, sie sollen losgehen und das tun, was sie tun möchten. Daraufhin habe ich nicht selten zu hören bekommen, dass das nicht geht und sie sich fragen, wo wir denn da hinkommen, wenn jeder einfach macht, was er will. Schließlich könnten dann auch manche Menschen einem anderen den Schädel einschlagen. Ich habe nur verdutzt geschaut und gefragt, wie derjenige auf so etwas kommt und dass er selbst so etwas doch niemals tun würde. Ich glaube, wir Menschen, gerade hier im Westen, haben uns vor uns selbst Angst gemacht – wir könnten Amok laufen, wir könnten die Kontrolle verlieren, wir könnten verrückt werden. Das alles gibt es in dieser Welt, doch der Großteil aller Menschen befindet sich in einem liebevollen Umgang miteinander, zumindest, wenn es ihnen gut geht. Verantwortung ist ein wichtiges Thema, doch es ist nicht mehr so wichtig, wenn wir den schamanischen Weg erst einmal beschritten haben und wahrhaft begeistert sind. Dann stellt sich eine solche Frage gar nicht mehr, da unser Herz sich auf eine solche Weise geöffnet hat, die es uns nicht mehr erlaubt, anders als verantwortungsvoll und integer zu handeln.

Du hast erwähnt, dass wir nur deshalb überhaupt zwei Welten unterscheiden, damit wir uns darüber unterhalten können, es aber keine reale Trennung in verschiedene Welten gibt. Ist die Anderswelt demnach genauso Teil unserer Welt wie die Alpen oder der Amazonas-Dschungel?

Nicht ganz, denn die Alpen oder den Amazonas sieht man ja immer, während die Anderswelt meist verborgen ist.

Ja, man sieht sie immer, wenn man vor Ort ist. Wenn man nicht dort wohnt, so hat man vielleicht den Wunsch es sich anzuschauen und dorthin zu reisen. Kann man dies mit dem Schamanischen Reisen vergleichen?

Wir erleben dort unterschiedliche Gesetzmäßigkeiten. So können wir die „Anderswelt“ beispielsweise nicht körperlich betreten; können jedoch weite Entfernungen zurücklegen, während für unseren Körper nur Minuten verstreichen. Wir verfügen zudem über die Fähigkeiten und Möglichkeiten des reinen Geistes, da jener diese Reisen unternimmt. Meiner Meinung nach hat es einen Grund, weshalb die *Nicht-Alltägliche Wirklichkeit* nicht ganz so sichtbar ist, wie beispielsweise der Amazonas. Denn selbst, wenn wir den Amazonas jetzt nicht hier vor uns haben, so würden wir ihn doch sofort sehen, wenn wir hinflögen. Das ist mit der *Nicht-Alltäglichen Wirklichkeit* nicht unbedingt der Fall. Die *Nicht-Alltägliche Wirklichkeit* ist immer da und doch verborgen, genauso wie unser tiefstes Inneres. Auch dieses ist immer da und dennoch ein Stück weit verborgen, so dass wir in die Stille gehen, meditieren oder Schamanisch Reisen, um unserem Innersten zu begegnen. Oder wir müssen erkranken und durch diese Krankheit auf unser Innerstes zurückgeworfen werden. Der Körper fordert dann von einem sehr gestressten Menschen sein Recht auf Ruhe. Die *Nicht-Alltägliche Wirklichkeit* ist also verborgen, irgendwie geheimnisvoll und das ist auch gut so, unter anderem, weil sie auch der Heimatort der Verstorbenen ist. Ab und zu fordert sie, gesehen zu werden und dringt zu uns durch, was dann bei Menschen spontane Visionen oder Bewusstseinsverschiebungen auslöst, durch welche sie mehr sehen als zuvor. Manches Mal führt dies dann auf den Weg der Meditation, Kontemplation oder eben zum Schamanismus. Alle Kulturen, die darüber berichten, beschreiben, dass diese Welten sich durchdringen oder „immer da" sind und ich bin sicher, du und ich erleben das genauso.

Auf welche Weise kommen wir in Kontakt mit dieser Nicht-Alltäglichen Wirklichkeit? Ist eine Trance immer Voraussetzung?

Der Kontakt kann in unterschiedlichen Abstufungen unterteilt werden, von einem kurzen Berühren bis zu tiefen Erfahrungen. Für das kurze Berühren eignet sich unter anderem die Übung des Steinorakels oder ganz einfach ein Spaziergang durch die Natur, bei dem wir uns ganz auf die Natur einlassen und mit offenen Augen und Herzen umherwandern.

Ich habe oft erlebt und auch von anderen erzählt bekommen, dass man an einen Ort kommt und dort durch Hektik, Kinderspiel, Lärm oder ähnliches abgelenkt ist und sich auf einmal fragt, wo man eigentlich gerade ist. Was ist das für ein Platz? Wo genau bin ich? Dann kann man innehalten, den Ort erst einmal wahrnehmen und vielleicht hört man dann den Wind rauschen und mit ihm dringen die Emotionen des Ortes zu uns durch, oder wir sehen vor Ort Gesichter, Wesen, andere Bilder. „Sich darauf einlassen" ist wohl die richtige Antwort, um damit in Kontakt zu kommen.

Natürlich kann man das Loslassen von Stress und Hektik unterstützen, indem man trommelt, rasselt oder meditiert und damit seinen Geist zur Ruhe kommen lässt. Wir haben so viele Themen, Bilder und Gedanken in unserem Kopf und vor Augen, dass es unserem Geist schwer fällt ruhig zu sein, um subtilere Eindrücke wahrzunehmen. Die *Nicht-Alltägliche Wirklichkeit* ist sehr subtil und nicht annähernd so gegenständlich wie unsere Ebene der Realität. Selbst unsere alltägliche Wirklichkeit hat noch einmal mehrere Ebenen, eine davon ist die Zeit – die auch keiner sehen kann, die aber durchaus eine Rolle im Leben spielt. Dadurch, dass die *Nicht-Alltägliche Wirklichkeit* feinstofflicher ist als unser Alltagsbewusstsein, muss man auch feine Sinne erwecken, feine Ohren, feine Augen und ein feines Gespür dafür aufbringen. Der Alltag nimmt uns diese Möglichkeiten jedoch ziemlich häufig, wie wir alle nur zu gut wissen.

Was genau ist eine Trance und wie wird sie hervorgerufen?

Für Trance gibt es ganz viele verschiedene wissenschaftliche Erklärungen, die Gehirnwellenmuster betreffend. Felicitas Goodman sagte, dass zwischen der Meditation und der Trance kein Unterschied besteht, sondern es nur verschiedene Werkzeuge sind, um dasselbe Ergebnis zu erzielen. Die Meditation ist das Stillwerden des Geistes, ein Entziehen der Reize, während die Trance die Überflutung des Geistes ist. Bei der Überflutung des Geistes stellt sich der Geist irgendwann ab. Man kennt das auch von Castaneda, die „Gangart der Kraft“, in welcher man so viele Sachen macht, dass der Geist überflutet wird, sich daraufhin abschaltet und gleichzeitig für die Andere Wirklichkeit öffnet. Beide Varianten erfüllen ihren Zweck ganz wunderbar. Ich selbst war seit jeher ein sehr aufgewecktes und agiles Kind und tat mich anfangs mit Meditation schwer, wohingegen mir die Trance leicht fiel. War ich in Trance, so war die Welt um mich herum immer noch da, jedoch stiller und feiner, nicht mehr so aufdringlich. Wenn ich meditieren wollte, fühlte ich mich eher unzulänglich. Daher hat mir das Zitat von Felicitas Goodman sehr geholfen, zu akzeptieren, dass Meditation für mich nicht ganz passend war, dafür aber durchaus der Weg der Trance in Frage kam. Vielleicht ist für die eher lebhaften Menschen zu Beginn die Arbeit mit Trance passender.

Eine Trance hat einen engen Bezug zu den Emotionen und auch bei einer Schamanischen Reise ist es ein sicheres Zeichen dafür, dass die Reise echt ist, wenn man Emotionen spürt. Es gab eine Zeit in meinem Leben, in der ich viel zu viel Wert auf solche eindrücklichen Reisen legte. Ich übte und versuchte Reisen ohne Lücken, sogenannte Dunkelbilder, zu haben, also einen kompletten, klaren Film, der ohne Lücken durchläuft. Meine Reisen wurden also immer klarer und lückenloser, doch ich stellte fest, dass sie auch an Substanz verloren. Dann kam die wirkliche Trance hinzu und dieser ist es sozusagen egal, ob die Bilder klar und lückenlos sind, sie geschieht einfach und kraftvoll. Eine schöne und sehr passende Beschreibung von Trance besagt, man hätte darin das Gefühl einerseits vor Freude lachen und andererseits vor Trauer weinen zu müssen. Diese Beschreibung hörte ich sehr häufig auch bei meinen Teilnehmern, erstmals jedoch im Rahmen einer Geschichte der Inuit, die von einem Jungen erzählt, der Schamane werden wollte und zu vielen mächtigen Schamanen ging, aber von keinem in die Lehre genommen wurde. Eines Tages setzte er sich ans Meer und rieb stundenlang Steine aneinander. Er wurde dabei todtraurig und weinte bitterlich. Auf einmal schlug es um und er wurde so fröhlich, dass er ein Lied sang, in dem nur Platz für ein einziges Wort war. Und das Wort war: „Freude!", was er immer wiederholte. Da hatte er die Geister gefunden.

Was ist der Unterschied zwischen Trance, Schamanischer Reise, Fantasiereise und Traum?

Bei einer Trance bewege ich mich, zappele vielleicht gar herum und während einem Traum liege ich im Bett und schlafe. Der offensichtlichste Unterschied, mit Ausnahme von luziden Träumen, ist, dass wir innerhalb eines Traumes nicht bewusst agieren können, sondern dem Geschehen eher ausgeliefert sind und willkürliche Bilder erleben oder sehen. Bei einer Fantasiereise können wir andauernd neu entscheiden, aber die Bilder sind nicht willkürlich. Eine Schamanische Reise ist sozusagen eine Mischung aus beidem, die Bilder sind willkürlich und wir können uns entscheiden. Beim luziden Träumen hingegen handelt es sich um Wahrträumen, was ich für eine schamanische Technik halte und um ein Wachträumen, also ein Träumen, in dem ich mir bewusst bin, dass ich träume und dann auch Verschiedenes aktiv machen kann.

„Verbunden mit der Welt" beinhaltet ja auch ein Verbundensein mit sich selbst. Ein Sich-selbst-Annehmen mit allen Facetten des eigenen Wesens. Kannst du dazu etwas sagen?

Unser Wesen ist ein komplexes System, welches als Ganzes genauso individuell ist wie der Fingerabdruck. Es gleicht einem geschlossenen Ökosystem aus scheinbar unzähligen Einzelkomponenten, wobei das Fehlen eines dieser Komponenten schon verheerende Auswirkungen auf das Gesamte haben kann. Oft erinnere ich Menschen daran, wenn sie über die eine oder andere ihrer Eigenarten in Verzweiflung geraten. Wir sind nicht nur die Summe aller Einflüsse unseres bisherigen Lebens, da wir schon mit eigener Persönlichkeit in diese Welt getreten sind. Das Wegfallen einer unserer Wesenszüge verändert uns demnach als Ganzes und verhindert dabei unter Umständen, dass wir die positiven Seiten dieses Wesenszuges nicht mehr in die Welt bringen können. So gesehen ist es ein Glück, dass wir unsere unliebsamen Eigenarten nicht einfach ablegen können.

Ein Kind, dass in seiner Kindheit sehr wenig Beachtung bekommen oder sehr früh einen Elternteil verloren hat – sei es durch einen Todesfall oder die Trennung der Eltern – sucht die Schuld dafür oft bei sich selbst. Nicht selten vermutet das Kind, dass all das passiert, weil es wenig liebenswert ist. Das ist Kindern nicht unbedingt verstandesmäßig klar, schwingt aber unbewusst mit, weil sie eine große Loyalität gegenüber den Eltern haben. Wenn dieses Kind also – wie in meinem eigenen Fall, denn ich habe meinen Vater sehr früh verloren – schon sehr früh das Bedürfnis entwickelt, von den Menschen gemocht zu werden – um eben nicht, wie vom Vater, verlassen zu werden – so eignet es sich von klein auf eine große Aufmerksamkeit den Mitmenschen gegenüber an. Nun kann man dazu sagen „Oh je, ich habe ein schlimmes Leben gehabt, so früh meinen Vater verloren und nun bin ich immer nur darauf aus, anderen zu gefallen" und natürlich kann so eine Prägung unser Leben negativ beeinflussen, so dass wir es nur noch jedem recht machen wollen, egal, wie es uns selbst dabei geht. In dieser Eigenart der gesteigerten Aufmerksamkeit steckt aber auch sehr viel positives, da sie uns befähigt, im Gegenüber mehr zu lesen als andere. Ein sehr hilfreiche Fähigkeit, wenn man mit Menschen arbeitet.

Auch wenn wir uns für wertlos halten, birgt diese Annahme die Kraft in sich, niemals überheblich zu werden. Alles in allem sind wir uns selbst gegenüber meist zu kritisch. Im Allgemeinen sollten wir mehr Verständnis für uns haben und daran denken, dass all unsere Eigenschaften Teil unseres Wesens sind und als durchaus hilfreiches Werkzeug genutzt werden können. Wir brauchen alles, um unseren persönlichen Lebenszweck zu erfüllen.

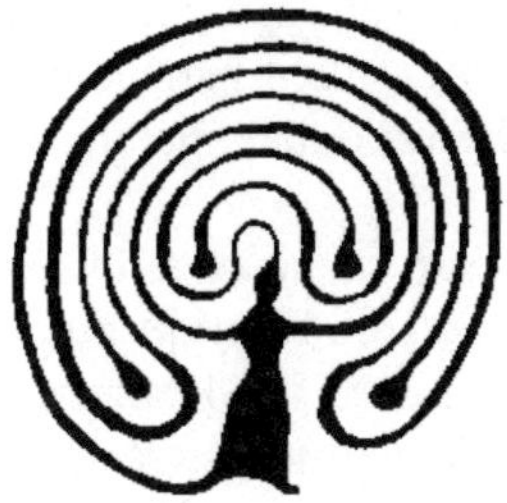

Kapitel 3
Kontakt mit den Spirits – ganz konkret

Was genau sind Spirits oder Geister? Wie „real" sind sie?

Wir alle sind Träger eines Geistes. Wir sind ein Geist, der einen Körper bewohnt. Ich stelle es mir so vor, dass wir aus einem Reich kommen, in dem es nur körperlose Geister gibt. Mit dem Zeitpunkt unserer Geburt sind wir als ein solches körperloses Geistwesen in einen Körper eingezogen. Leider herrschen in dieser anderen Ebene auch andere Gesetze und so hat es unser Geist in der körperlichen Welt erst einmal schwer, sich zurechtzufinden. Der Körper, den unser Geist bezieht, hat ein eigenes Bewusstsein und diese beiden müssen sich miteinander verständigen. Meist übernimmt das Körperbewusstsein in dieser Ebene die Führung, damit wir eben nicht mehr dauernd hinfallen oder gegen die Tür rennen und ähnliches. Der Geist gerät dadurch immer mehr ins Hintertreffen. Der Körper funktioniert in dieser Ebene mit seinem Körperbewusstsein einfach besser. Der Geist hat einen Ort, von dem er kommt, doch wir sind nicht von diesem Ort verbannt worden, wir wurden auch nicht weggejagt. Wir sind an diesem Ort immer willkommen und auch diejenigen, die dort noch verweilen, heißen uns immer willkommen und freuen sich, uns zu sehen. Ich glaube, dass das der Grund ist, warum die Geister uns schon von Geburt an begleiten, als Schutzengel oder Krafttier. Ich selbst verwende den Begriff Krafttier lieber, da ich bei meinen und den Kindern anderer Menschen gehört habe, dass bereits sehr früh, sei es in Träumen oder im Alltag, von Tieren gesprochen wurde. Die meisten Menschen erleben es, dass ihre Kinder mit imaginären Freunden oder Tieren sprechen und spielen. Ich persönlich habe jedoch noch kein Kind von einem Engel erzählen hören, daher spreche ich lieber von den Krafttieren.

Die Erfahrung, die man macht, wenn man eine Schamanische Reise beginnt oder den ersten Kontakt zu den Geistern aufnimmt, ist meistens sehr positiver Art. Das Krafttier scheint einen zum Beispiel zu umarmen, es leckt uns das Gesicht ab oder zeigt uns die Untere Welt und wir fühlen uns „zuhause angekommen". Das deutet für mich darauf hin, dass es eine viel ältere Verbindung ist, die wir nun erneut eingehen oder einzugehen versuchen. Was bei diesem Treffen geschieht, ist meistens wesentlich intimer, als man es von einem allerersten Treffen her kennt. Für mich fühlt es sich daher so an, als seien es alte Bekannte eines Ortes, an dem wir auch einmal zuhause waren. Wenn wir heute die Möglichkeit ergreifen, diesen Ort wieder zu besuchen und die Freunde zu treffen, so ist die Freude und Befriedigung auf beiden Seiten sehr groß. Die Verbindungen stammen von einem Ort und aus einer Zeit, an dem und in der wir nicht besonders viel von uns verborgen haben und dies führt oft zu wesentlich tieferen Verbindungen, als wir es aus dieser Ebene kennen. Es sei denn, wir haben auch in diesem körperlichen Leben die Möglichkeit uns wieder so weit zu öffnen und zu zeigen, wie wir es auch an diesem Ort getan haben. Die Geister sind real und sie sind mitfühlend. Von vielen Kulturen werden sie daher auch „die kleinen Freunde" genannt.

Woran erkenne ich in der Mittleren Welt einen Geist, der es gut mit mir meint? Wie kann ich die Trickser erkennen bzw. umgehen? Du hast einmal gesagt, es sei Vorsicht geboten, wenn eine Gegenleistung gefordert wird, da mitfühlende Geister dies nicht tun. Was ist darüber hinaus zu beachten?

Natürlich macht einen mitfühlenden Geist sein Mitgefühl aus. Generell ist eine Unterscheidung eher schwierig. In der Oberen und Unteren Welt finden wir nur wohlwollende Geister und sind dort sicher, während wir in der Mittleren Welt auch nicht wohlwollende Geister finden können, was diese Reise wesentlich gefährlicher macht als die anderen. Die Mittlere Welt ist der nicht-alltägliche Aspekt unserer Welt, die ja auch ohne nicht-alltäglichen Aspekt gefährlich genug ist, und die beiden anderen Welten sind durch eine Art Barriere von uns getrennt. Zur Unteren Welt hin ist es der Tunnel und zur Oberen Welt hin die pergamentartige Schicht, die wir in der schamanischen Reise durchstoßen müssen, wenn wir zu ihr gelangen möchten. Für die ersten Reisen in die Obere und Untere Welt haben sich in meinen Seminaren Vorsichtsmaßnahmen etabliert, die es nur deswegen gibt, weil man sich anfangs nicht ganz sicher ist, ob man in der Unteren oder Oberen Welt angekommen ist oder sich nicht doch noch in der Mittleren Welt befindet. Haben wir erst einmal Kontakt zu den Geistern hergestellt und kennen unsere Verbündeten, ist das ganze Reisen in alle Welten nicht mehr so problematisch. Zu Beginn jeder Schamanischen Reise oder Arbeit rufen wir unsere Verbündeten herbei, zum einen, weil sie uns Schutz bieten und zum anderen, weil es unsere Reise erleichtert. Sie kennen den Weg und führen uns schnell und sicher an unser Ziel. Treffen wir mit ihnen gemeinsam einen anderen Geist, so werden wir an ihrem Verhalten bereits erkennen, ob dieser mitfühlend ist, oder nicht. Im Zweifelsfall können wir sie natürlich immer fragen.

Welche Unterschiede bestehen zu verkörperten Wesen, die unsere Alltagswelt bevölkern?

Hier muss man auch wieder zwischen den geläuterten Spirits und den hängengebliebenen Seelen unterscheiden. Zwischen diesen ist der Unterschied der, dass der geläuterte Spirit bei seiner Läuterung all seine Fehler und schlechten Seiten abgelegt hat, um das Leid weiß und von Liebe durchströmt ist. Vereint erzeugt dies tiefes Mitgefühl. Die hängengebliebenen Seelen sind dagegen weiterhin von jedem Charakter geprägt, den sie auch zu Lebzeiten hatten. Ich möchte an dieser Stelle hinzufügen, dass die mitfühlenden Spirits dann erscheinen und uns helfen, wenn wir es wirklich brauchen und wünschen. Kommt jemand aus purer Neugier oder Sensationslust zu einer Schamanischen Reise oder Sitzung zum Schamanisch Praktizierenden, werden kaum mitfühlende Geister erscheinen. Je größer das Leid eines Menschen ist, desto mehr und desto kraftvollere Spirits kommen herbei. Ist kein Leid vorhanden, kommt eben auch niemand – einfach weil es nicht nötig ist. Ein Unterschied also ist, dass die Spirits, sofern sie geläutert wurden, von Liebe und Mitgefühl durchdrungen sind und ein weiterer ist, dass nicht nur kein Körper vorhanden ist, sondern auch alle Eigenschaften, die mit der Körperlichkeit zu tun haben, wegfallen. Die physikalischen Gesetze herrschen in der Welt der Spirits nicht. In unserer Ebene gibt es eine Art „Gesetz des Nimmersattseins", des Nie-genug-habens, wofür es haufenweise Beispiele gibt. Wenn wir uns die Milchsäurebakterien ansehen, so werden diese in der Milch immer mehr und mehr, sie ernähren sich von der Milch und ihre Ausscheidungen machen die Milch sauer. Irgendwann ist die Milch dann so sauer, dass alle Bakterien sterben. Wir Menschen verhalten uns ähnlich.

Was hier mit globaler Erwärmung, Umweltverschmutzung, der Natur insgesamt geschieht, ist in gewisser Weise ein natürliches Phänomen. Ich selbst wäre auch der Meinung, der Verstand sollte hier hilfreich sein, doch an dem, was geschieht, kann man sehen, dass der Verstand nicht sehr viel zu Problemlösungen beiträgt. Da ist das Herz mehr gefragt. Innerhalb einer spirituellen Praxis heben wir uns aus dieser Nimmersattebene heraus und gelangen nicht selten in die Zeitlosigkeit. Unser Körper braucht all das vielleicht nicht, doch unser Geist verkümmert, wenn er nicht ab und zu nach Hause zurückkehrt.

Es gibt zudem auch noch ein immenses Wissen in der *Nicht-Alltäglichen Wirklichkeit*. Mit diesem waren wir einstmals verbunden, wurden aber getrennt, als wir in diese Welt und unseren Körper geboren wurden. Die Spirits sind damit noch verbunden und können auf ein wirklich immenses Wissen zugreifen. Jeder Schamanisch Praktizierende weiß das aus seiner Erfahrung. Schamanismus gibt es nachweislich bereits seit der Steinzeit – er hat demnach unglaublich lange überdauert und ist durchaus erprobt. Die Menschen nutzten die Schamanische Reise damals in den meisten Fällen zur Findung eines guten Platzes und ausreichender Jagdbeute, um den Stamm zu ernähren. Ob das Bisonherden waren oder die Suche nach Robben und den größten Fischschwärmen in den Meeren. Das Wissen der Spirits muss immens sein, wenn man bedenkt, was mit ihrer Hilfe alles gemacht, gefunden, gestaltet und geheilt worden ist.

Ich nehme an, dass es auch in der Sinneswahrnehmung Unterschiede zwischen uns und den Spirits gibt, da sie häufig Dinge sehen, die mir verborgen bleiben. Sie müssen schließlich auch nicht wie unsereins erst eine Schamanische Reise machen, sondern nehmen sowohl hier als auch in der Mittelwelt die Dinge wahr. Sie können in beiden Welten wandeln.

Sind Archetypen ebenfalls Spirits oder haben diese für dich nichts mit der Spiritwelt zu tun?

Das lässt sich nicht auseinanderhalten, denn die Spiritwelt hat mit allem zu tun, was mit der Welt und den Menschen zu tun hat. Wir können uns nun überlegen, ob die Menschen in der Steinzeit sich schon solche Gedanken gemacht haben. Haben sie sich gefragt, ob es ein Traum, eine Halluzination oder Wirklichkeit ist? Ich selbst glaube, sie haben sich kaum Gedanken darüber gemacht, sondern es genau so angenommen, wie es war. Sie haben auch mit geschlossenen Augen etwas gesehen oder haben beim Trommeln eine Veränderung und ein Erleben gespürt und haben dann vielleicht auch ihre Erlebnisse geteilt. Doch ich bezweifle, dass sie sich die Frage gestellt haben, ob es Archetypen gibt oder nicht und warum was wie geschieht. Doch da die Spirits ehemals verkörperte Wesen waren, waren sie vielleicht die Mitbegründer der Archetypen. Denn sie haben grundsätzlich mit allem zu tun, was in unserer Welt entsteht.

Warum treten die Spirits überhaupt mit uns in Kontakt?

Zum einen, weil wir alle eins sind. Wir kommen alle von einem Ort, an dem wir verbunden waren, wurden geboren und dadurch voneinander getrennt, um Berührung zu erfahren. Wir sind aus diesem großen Ganzen herausgelöst worden und werden jetzt von der Liebe der Spirits auf unserem Lebensweg begleitet, statt alleingelassen zu werden. Wenn wir uns viele Geschwister vorstellen, von denen einer eine weitere Reise machen möchte und die anderen sich ein wenig Sorgen machen, so wird vielleicht einer dieser Geschwister seinen Bruder oder seine Schwester bei der Reise begleiten. Genauso stelle ich mir das vor. Wir verlassen unsere Heimat für ein Leben, in dem wir Berührung erfahren wollen und es kommen Geister zu uns, die sich verabschieden, möglicherweise um die Zeit, die sie nun mit uns verlieren, trauern und es kommen auch Geister, die sich uns als Reisebegleitung zur Verfügung stellen, damit wir auf diesem Erfahrungsweg nicht so allein sind und natürlich auch, damit wir uns immer an sie und unsere Heimat erinnern. Wir sind mit den Geistern verbunden. Man könnte sagen, es sind unsere Verwandten. Sie begleiten uns ohne all die Eigenschaften, die man in unserer Welt kennt. Da gibt es keine Eifersucht, Neid, Gier, Rachsucht oder ähnliche Gefühle, denn diese Geister haben Läuterung erfahren. Sie begleiten uns offenherzig, voller Liebe und Mitgefühl. Die Geister, die zu uns kommen, kennen das Leben, das wir jetzt leben, aus eigener Erfahrung heraus. Sie waren selbst schon einmal hier, um Berührung zu erfahren und wissen daher um die Ängste, die Nöte, die Sorgen und das Leid, die damit einhergehen. Wir wiederum können den Spirits helfen, indem wir von der einen in die andere Wirklichkeit wechseln, sie dort aufsuchen und ihnen helfen, uns zu helfen oder ihnen dabei helfen, in unserer Welt zu agieren. Was immer zu tun ist, was nur auf der körperlichen Ebene stattfinden kann, können sie nicht selbst machen, sondern benötigen hierzu unsere Hilfe. Auch die Botschaften, die wir von ihnen für unsere Klienten, Freunde und Familienmitglieder erhalten, tragen wir weiter und sprechen sie aus. Wir können das Werkzeug der Geister sein, mit welchem sie auf Erden Gutes tun können. Bei spiritueller Entwicklung geht es auf fast allen Wegen immer auch darum, das Ego ein Stück zurückzulassen und der Schamanismus hat hier den interessanten Nebeneffekt, dass wir uns der Hingabe öffnen, um mit den Geistern kommunizieren zu können; wir befinden uns in Hingabe, gegenüber dem Klienten, der zu uns kommt und um Hilfe bittet oder gegenüber dem Stück Wald, der unsere Hilfe braucht, um Balance wiederzuerlangen. In keinem dieser Fälle kann sich unser Ego aufplustern, da *wir* die Arbeit nicht machen. Als Schamanisch Praktizierende sind wir die Brückenbauer für Brücken, die das Krafttier und die anderen Spirits benötigen, um an der Physis arbeiten zu können. Wir bauen eine Brücke, nichts weiter als das.

Tut man übrigens etwas, das den Geistern missfällt, wenden sie sich irgendwann von uns ab. Das ist vergleichbar mit einer Batterie, die man vom Ladegerät nimmt. Sie hält noch eine Zeit lang und dann lässt ihre Kraft immer mehr nach, da keine neue hinzukommt. Stellen wir unsere Kraft hingebungsvoll und uneigennützig dem großen Ganzen zur Verfügung, werden wir auch weiterhin mit Kraft versorgt werden.

Du hast einmal gesagt: „Die Nicht-Alltägliche Wirklichkeit kennt uns unter unserem Schamanennamen." Ist dieser Name wichtig? Oder spielt es keine Rolle, ob wir diesen kennen oder nicht?

Ich vermute, dass wir als Geist einen anderen Namen haben, als den, den wir dann in dieser Ebene bekommen. Das heißt, der Ort von dem wir stammen, aus dem wir entstanden sind, hat uns auch einen Namen gegeben. Das ist der Name, den unser Geist trägt und den ich als „Schamanennamen" bezeichne. In dieser Welt spielt dieser Name scheinbar keine Rolle. In dieser Welt sind wir unter dem Namen bekannt, der in unserem Ausweis steht. Mit diesem Namen sind wir in der *Nicht-Alltäglichen Wirklichkeit* weniger oder gar nicht bekannt. Das muss nicht unbedingt wichtig sein, es kann aber Augenblicke geben, in denen das wichtig ist. Zum einen, um sich bekannt zu machen. Wenn du zum Beispiel einen Mitschüler aus deiner Schulzeit wiedertriffst, der sich sehr verändert hat, wirst du ihn vielleicht auch nicht wiedererkennen. Stellt er sich dir vor, erinnerst du dich schon eher. Es kann bestimmte Situationen in der *Nicht-Alltäglichen Wirklichkeit* geben, in denen es hilft, sich mit seinem Schamanennamen vorzustellen, weil der Name auch eine Geschichte trägt. Vielleicht eine Geschichte, die wir vergessen haben, die aber die Geister des Ortes, von dem wir stammen, kennen. Wenn wir uns also mit unserem Schamanennamen dort vorstellen, weiß jeder dort, um wen es sich handelt und um was es geht. Zudem gibt es den Namen, der aus einer Initiation hervorgehen kann, während dieser in Trance empfangen wird.

In einem Namen steckte schon immer Kraft. Ich rate deswegen dazu, diesen Schamanennamen für sich zu behalten. Gerade bei den Namen innerhalb der *Nicht-Alltäglichen Wirklichkeit*, sei es der eigene, der des Krafttieres oder eines anderen Spirits, sollte man dies beherzigen. Ich handhabe dies jedenfalls so. Schamanismus ist jedoch nicht dogmatisch und so kann jeder selbst entscheiden – am besten gleich direkt den geistigen Lehrer oder das Krafttier fragen, ob man es eher geheim halten sollte oder damit nach außen treten kann.

Was genau ist ein Krafttier?

Ein Krafttier ist ein Geist in Tiergestalt. Diese Gestalt kann uns auch Rückschlüsse für unser Leben geben. Einmal hatte ich einen großen, kräftigen Seminarteilnehmer, der sich sicher war, dass er einen Bären oder Stier als Krafttier bekommen würde. Es war eine Übung, in der ein Partner das derzeit wichtige Krafttier für uns holt. Dieser große Kerl bekam einen Kanarienvogel. Nun gibt es ja einmal das persönliche Krafttier und auch Krafttiere, die uns „nur" bei bestimmten Aufgaben helfen. In seinem Fall handelte es sich sogar um ein persönliches Krafttier. Als ich ihn später auf einem der Fortgeschrittenenseminare wiedertraf, fragte er mich, ob ich mich noch an ihn und die Geschichte mit seinem Krafttier erinnern würde. Ich erinnerte mich gut und er teilte dann seine Erkenntnis mit mir: „Weißt du, die Kraft des Bären hatte ich bereits. Die Sanftheit des Kanarienvogels, die fehlte mir noch." Hieran können wir wunderbar sehen, dass ein persönliches Krafttier oftmals Eigenschaften besitzt, die es für uns auszubilden gilt oder uns auf etwas hinweist, wo wir genauer hinschauen sollten, damit wir uns weiterentwickeln und entfalten. Außerdem können wir daran sehen, dass die Gestalt eines solchen Tieres eine wichtige Bedeutung für uns haben kann. Diesbezüglich ist auch erwähnenswert, dass es genauso wie wir es aus Märchen kennen, auch Mischwesen gibt. Greife, die halb Löwe und halb Adler sind. Zentauren, die halb Mensch und halb Pferd oder Minotauren die halb Mensch und halb Stier sind. Basilisken, die meistens halb Hahn und halb Schlange sind. Es gibt also in der *Nicht-Alltäglichen Wirklichkeit* jede erdenkliche Art von Krafttier, die man treffen kann. Dies sollte man so interpretieren, dass es sich bei dem Wesen um die Verbindung zweier Kräfte handelt, die uns in ebendieser Verbindung zu Hilfe kommt. Die Tiere, die für eine bestimmte Aufgabe zu uns kommen, haben nicht unbedingt persönliche Botschaften für uns, sondern dienen uns mit ihrer Kraft für bestimmte Aufgaben, meistens innerhalb der schamanischen Arbeit. Ich erlebe beispielsweise immer wieder, dass zum Seminar „Seelen-Rückholung“ Teilnehmer kommen, die schon vorher Seelen-Rückholungen gemacht haben, einfach weil es innerhalb der Schamanischen Reise für einen Klienten anstand und die Tiere und sonstigen Helfer die Anleitung gegeben haben. Es kann sein, dass sich bei diesen Schamanisch Praktizierenden immer das gleiche Krafttier zeigt, wenn es darum geht eine Seele zurückzuholen und für diese Art der schamanischen Arbeit eine Zusammenarbeit mit dem speziellen Tier stattfinden sollte. Hierbei hat das Tier jedoch weniger mit uns als Mensch zu tun, sondern vielmehr mit der Aufgabe der Seelen-Rückholung.

Ist das persönliche Krafttier mit dem sogenannten Lebenskrafttier gleichzusetzen?

Nein. Das Lebenskrafttier kann es zwar auch geben, aber nicht pauschal. Generell muss man immer damit rechnen, dass die Krafttiere wechseln. Wenn wir sehr großes Glück haben, verabschiedet sich ein Krafttier von uns und besorgt uns sogar noch einen Nachfolger. Wenn wir Glück haben, verabschiedet es sich von uns, jedoch ohne einen Nachfolger zu bringen. Wenn wir Pech haben, geht es ohne Verabschiedung. Wir müssen dann erkennen, dass es fortgegangen ist und uns auch selbst einen Nachfolger suchen. Es kann auch sein, dass ein Krafttier ein Leben lang bei uns bleibt, was übrigens nicht gleichbedeutend damit ist, sich nicht zu entfalten, weiterzuentwickeln oder nichts Neues zu lernen. Ein Krafttier vermittelt so viele Aspekte – da gibt es immer wieder etwas, dass der Vertiefung bedarf.

Du sprichst von Krafttieren und Lehrern, wenn du von Verbündeten erzählst. Worin siehst du den Unterschied und was ist das besondere an den Botschaften aus der Nicht-Alltäglichen Wirklichkeit?

Alles ist Geist, für mich zumindest. Pauschal sind die Krafttiere mein Schutz, meine Führer und Helfer, während die Lehrer mich lehren und in der Arbeit mit Klienten Ratschläge und Botschaften geben. Ich suche die Tiere auf, wenn es darum geht, etwas zu machen, in der *Nicht-Alltäglichen Wirklichkeit* zu handeln. Es sind die Tiere, die mich z.B. zu den Seelen führen. Wenn es dann darum geht, noch etwas zu übermitteln oder zu sagen, dann treffe ich meistens meine Lehrerin. Es ist bei mir also schon so, dass die Lehrer der anderen Welt auch die Lehrertätigkeiten übernehmen. Viele Menschen erleben das anders und sagen, dass die Krafttiere ihnen die Botschaften oder Antworten geben. Das besondere an diesen Botschaften – ganz gleich, ob sie von Lehrern oder Krafttieren stammen – ist die Weitsicht, die Persönlichkeit und natürlich ihre Wertigkeit.

Was kann uns dabei helfen, diese Botschaften zu verinnerlichen?

Wir sollten uns klarmachen, dass alle Botschaften der Tiere (oder Geister überhaupt) als Vorschläge zu sehen sind. Wir selbst sind das Zentrum unseres Lebens, jeder für sich selbst, und ein jeder hat sich dieses Leben ausgesucht, um gewisse Erfahrungen zu machen. Ich reise zum Beispiel nicht für mich selbst, sondern lebe mein Leben und lerne aus dem, was geschieht. Alle Informationen, die ich dazu benötige, bekomme ich von den Geistern sowieso, vielleicht während einer anderen Reise. Es gibt keine Gebote, was zu tun ist. Du kommst aus der Welt der Geister und hast dich mit einem Körper verbunden und möchtest unter anderem Berührung erfahren. Es sind immer auch Geister an deiner Seite, die dir dabei helfen. Diese können aber auch Vorschläge machen, die gar nicht umsetzbar sind, wie zum Beispiel mitten in einem Neubauhaus eine Feuerstelle zu graben. Die Geister sind vielleicht verwirrt darüber, dass es überhaupt Häuser ohne Feuerstelle gibt, sie können sich das gar nicht erklären. Wir können an dieser Stelle dann Erklärungen geben oder es versuchen und um eine Alternative bitten. Manchmal haben die Geister auch ganz andere Gründe, uns Aufträge zu erteilen. Nehmen wir einmal an, sie geben einem Menschen den Auftrag zwölf Monate lang bei jedem Vollmond ein spezielles Ritual in der Natur abzuhalten. Dieser Mensch nimmt sich alle Vollmonde frei, hält sich daran wie an ein Gebot und führt es immer aus. Nach den zwölf Vollmonden reist er zu seinen Geistern und berichtet von den ausgeführten Zeremonien. Und die Geister fragen: „Welche Vollmonde? Welche Zeremonien?“ Da steht man dann, hat alles gemacht, sie erinnern sich nicht daran und man versteht gar nichts mehr. Den Geistern ging es jedoch nicht darum, dass dieser Mensch zwölf Zeremonien abhält, sondern ganz grundlegend an seiner Disziplin arbeitet oder achtsam draußen in der Natur ist und trommelt. Er sollte also eine bestimmte Erfahrung machen, eine bestimmte Empfindung haben und etwas Bestimmtes hören, riechen oder sehen, das wiederum etwas freischaufeln oder eine bestimmte Erkenntnis in ihm reifen lassen sollte. Es gibt so viele Facetten, die nötig sind, um etwas zu verinnerlichen. Wir können zum Beispiel einem anderen Menschen Meditation empfehlen, um den Geist zur Ruhe kommen zu lassen und dieser Mensch möchte das nicht machen, weil er es nicht mag. Ein halbes Jahr später trifft man denjenigen vielleicht und er meditiert nur noch. Man fragt sich wieso.

Dieser Mensch berichtet uns dann vielleicht von einem tollen Yoga-Kurs und wie gelenkig er nun ist, ist begeistert und möchte es ganzheitlich und somit auch mit der entsprechenden meditativen Versenkung praktizieren. Es braucht also Begeisterung, um etwas zu verändern oder zu integrieren. Diese Begeisterung lässt sich nicht herbeirufen. Wenn ich jetzt denke, du solltest mehr Fahrrad fahren, dann wüsste ich nicht, was deine Persönlichkeit dazu bringen könnte, mehr Fahrrad zu fahren – aber die Geister wissen das. Die Geister sagen oder machen dann irgendetwas, wie diese zwölf Vollmond-Zeremonien, nur damit du etwas Bestimmtes erfährst. Sie wissen, wie du das erfahren kannst. Sie wissen, wie sie die Begeisterung in dir wecken können. So kommt es manchmal zu recht komischen oder merkwürdigen Aufgaben durch die Geister und wenn es uns nicht komplett gegen den Strich geht, so sollten wir versuchen, sie zu erfüllen. Es wird einen Grund haben, eine Wirkung in uns erzielen, die wir jetzt noch nicht vorhersehen können.

Es geht also darum, sich selbst ein wenig zurückzustellen und Botschaften einfach vorurteilsfrei anzunehmen?

Wenn es uns möglich ist, und sich nicht alles in uns dagegen sträubt, ja. Das muss jeder mit sich selbst abwägen, oder besser, zusammen mit seinen Helfern. Man sollte den Umgang mit ihnen nicht unnötig verkomplizieren. Wenn uns ein Bekannter, von dem wir wissen, dass er sich auskennt, einen Rat gibt, müssen wir diesen ja auch nicht diskussionslos annehmen.

Eine Übung, die du in deinen Kursen verwendest und bereits im ersten Kapitel erwähnt hast, ist der Krafttiertanz. Wieso empfindest du diese Technik als so wichtig?

Ich fasse noch einmal kurz zusammen: Unser Spirit, der ja einen Körper bewohnt, kommuniziert mit den körperlosen Spirits. Der Tanz ist das Teilen des Körpers für eine gewisse Zeit. All dies ist ein Geschenk an unseren Helfer und die Kraft, die er/sie/es einem jeden Tag zur Verfügung stellt. Es ist auch ein Vertrauensbeweis dem Spirit gegenüber und ähnlich wie bei der sexuellen Vereinigung mit einem Liebespartner findet eine Verschmelzung statt. Unser Geist und alles, was uns ausmacht, vermischen sich mit dem Geist des Helfers. Ohne eine Verschmelzung wie diese, sind wir nicht annähernd so vertraut miteinander, so nah, so innig verbunden. Aus diesem Tanz resultiert all das, was auch aus einer menschlichen Verschmelzung entstehen würde. Die Verbindung zu den Spirits wird stark intensiviert und das wirkt sich natürlich vorteilhaft auf unsere schamanische Arbeit aus. Mit dem Tanz zeigen wir Interesse an unseren Verbündeten, wir achten sie damit. Wir erfahren die Kräfte, die diese repräsentieren und steigern unsere eigene Kraft – und Kraft ist im schamanischen Kontext viel mehr als nur physische und psychische Kraft. Es ist alles, was dazu beiträgt, dass es die Persönlichkeit stärkt und alles im Leben besser fließen und gedeihen lässt. Es ist auch die Ausdruckskraft als solche und die Glückskraft. Bei den Wikingern zum Beispiel war das Glück eine Wesenheit. Erik der Rote hat eines Tages in der Rückschau feststellen können, wann das Glück von ihm gegangen ist und seine Gefolgsleute waren sich sicher, dass es fortan Leif Erikson, den Glücklichen, seinen Sohn, begleitete, der dann später Amerika entdeckt hat. Die Wikinger behandelten Glück also als ein Wesen, das uns begleitet oder verlässt. Den Krafttierverlust oder eine immer schwächer werdende Verbindung erkennt man daran, dass im Leben nicht mehr alles so flüssig läuft. Bei mir ist es inzwischen sogar so, dass mir Dinge herunterfallen, Missgeschicke passieren und es eben nicht mehr flüssig läuft, wenn ich meine Spirits lange nicht mehr kontaktiert oder mein Krafttier über längere Zeit nicht getanzt habe. Ich erkenne also, dass es wieder einmal höchste Zeit zur Kontaktaufnahme ist und wenn ich dem folge, ist das Leben wieder in Fluss und die Missgeschicke vorbei. Ich fühle mich wieder stark und gut. Von vielen Menschen wird diese Technik sehr stiefmütterlich behandelt, weil es ihnen peinlich oder unangenehm ist, sich tanzend wie ein Tier im Raum zu bewegen und dabei womöglich noch tierische Geräusche zu machen, während andere zuschauen können. Viele genieren sich nicht nur vor den anderen Seminarteilnehmern, sondern tanzen das Krafttier auch zuhause sehr selten oder gar nicht. Dabei ist es eine der hilfreichsten Methoden.

Viele Erfahrungen in der Anderswelt lösen starke Emotionen in uns aus. In einem deiner Kurse sagtest du „Wir werden immer in Situationen gebracht oder bekommen Aufgaben, um Emotionen zu erfahren."
Wozu sollen wir Emotionen erfahren? Was sollen wir dadurch lernen? Und wer erteilt uns diese Aufgabe?

Ich glaube, dass unsere Emotionen nicht zu unserem Körper, sondern zu unserem Geist gehören und demnach bleiben, wenn wir geläutert werden. Auch die Spirits bestehen zum Großteil aus Emotionen. Wenn wir Emotionen erfahren, bringen sie uns immer wieder in Kontakt mit unserem Geist (Spirit), weil dieser Emotion ist. Die Situationen dienen also einerseits dazu, andererseits schulen sie uns. So kann es sein, dass wir immer wieder Aufgaben bekommen, zu denen wir um Mitternacht aufstehen müssen oder regelmäßig etwas Bestimmtes praktizieren sollen und lernen daraus Disziplin, Demut und andere Tugenden.

Diese Aufgabe wird in dem Sinne nicht von einer Person oder einem Gott erteilt, sondern uns von allen Geistern zusammen zugetragen, speziell zu uns und unserem Wachstum passend. Das heißt, wir entscheiden uns für dieses Leben, um Dinge zu erfahren und zu lernen und erhalten vom Leben oder dem großen Ganzen, wenn man es so nennen kann, die passenden Ereignisse und daraus resultierenden Aufgaben, um mit diesen zu wachsen.

Wie kann ein Schamanisch Praktizierender Wunschvorstellung und wirkliche Vision unterscheiden? Woher weiß man sicher, dass man gereist ist?

Einen Anzeiger, die Emotionen, hatte ich ja bereits genannt. Wenn wir eine geführte Fantasiereise machen, ist diese oft eher emotionslos. Ich kann mir dabei sicherlich intensiv vorstellen, dass ich am Strand entlang gehe oder die Luft der Berge einatme, was auch sehr schön ist, aber eine tiefe Freude oder jegliche andere wahrhaftige Emotion entsteht vermutlich in den meisten Fällen nicht. Unser stärkster Anzeiger sind die Emotionen. Den Seminarteilnehmern sage ich auch immer, sie sollen mich nicht nach der Einschätzung fragen, denn selbst wenn ich sage „Ja, das war eine Reise, eine Vision", so heißt es noch lange nicht, dass sie es mir glauben. Ich kann ihnen letztlich ja auch viel erzählen. Und selbst wenn sie mir in diesem Moment glauben – sobald sie sich zuhause in einer ähnlichen Situation wiederfinden, beginnen die Zweifel erneut. Ich kenne das von meinen Anfängen in der Praxis sehr gut und du vielleicht auch, welch großartige und kaum fassbare Dinge geschehen und welche Wunder man darin spürt. Doch kaum gibt es einmal einen Klienten, der mit den Bildern und Aussagen der Geister nichts anfangen kann, so zieht man wieder alles in Zweifel. Bei mir war das anfangs so stark, dass ich überlegte, mir für alles, was bewiesen war, einen Knoten in ein Tuch zu machen, das ich mir immer wieder hochhalten könnte, wenn ich erneut zweifeln sollte. Irgendwann erübrigte sich das natürlich, doch generell kann ich sagen, dass wir Menschen viel zu wankelmütig sind, was das alles angeht. Dies hat sicherlich mit einem zu geringen Selbstwertgefühl und Verständnis für uns selbst zu tun. Deswegen bringt es nichts, wenn ich sage, das war eine oder das war keine Schamanische Reise. Das einzige, was den Menschen helfen kann, sind die eigenen Erfahrungen. Wenn man sich also zum Beispiel Knoten ins Tuch macht oder einen anderen Weg findet, sich an jeden Beweis, jedes sichere Zeichen zu erinnern, wenn die Zweifel kommen, so werden diese vielleicht nicht gänzlich aufhören, aber es wird leichter fallen, die Zweifel zumindest während der Reise beiseitelassen zu können. Oft will man da viel zu ehrlich mit sich selbst sein und kann die Zweifel nicht beiseitelassen, wenn sie doch da sind. Ich rate jedoch dazu, dies zu tun und sich dann überraschen zu lassen. Gerade wenn Klienten mit sehr schweren Leiden kamen oder Menschen von weit her angereist kamen, waren meine Zweifel in den Anfängen am größten. Genau dann habe ich sie jedoch auch beiseitegeschoben und für einen Moment an die Wunder gedacht, die geschehen können und die ich auch schon erleben durfte. Das Vertrauen war damals nicht wirklich in mir spürbar. Ich habe mir einfach gesagt „Ich habe jetzt Vertrauen" und fing an. Bei vielen Menschen entwickelt sich nach vielen solchen Erlebnissen mit der Zeit ein echtes Vertrauen, je öfter sie es erleben, und irgendwann gaukeln sie sich Vertrauen nicht mehr vor, weil es da ist. Bei mir selbst gab es erst nach 13 Jahren ein tiefgreifendes Erlebnis, das dazu führte, dass ich wirklich alle Zweifel verlor. Ich finde es wichtig, dass man weiß, die Arbeit hat nichts mit dem Vertrauen zu tun, sondern mit dem Tun. Möglicherweise kommt das volle Vertrauen nicht, das komplett Zweifelsfreie bleibt aus, aber der Erfolg ist da. Für den Klienten ist der Erfolg letztendlich wichtiger als das Vertrauen des Praktizierenden. Selbstverständlich ist es für den Geistkontakt wichtig und wirkt intensivierend, wenn wir mehr und mehr Vertrauen erlangen. Man muss nur nicht warten, bis man komplett zweifelsfrei ist, um zu beginnen, man kann einfach mit dieser Arbeit anfangen und bestmöglich vertrauen oder die Zweifel für das Tun, also die Zeit der Schamanischen Reise, kurz beiseiteschieben. Ein Nativer aus Brasilien sagte mir einmal, dass dort alle großes Vertrauen innehaben und es wohl eine Art westliche Erkrankung sein muss, dass es uns hier so sehr daran mangelt. Sie vertrauen einfach. Wer dies jedoch nicht kann, den ermutige ich wirklich dazu, sich dieses Vertrauen selbst zu suggerieren und dann zu reisen, zu tun, loszulegen. Es wird einen großen Schritt nach vorn bringen!

Welchen Rat gibst du einem Menschen, der in seinem ersten Seminar frustriert und enttäuscht darüber ist, nichts zu sehen?

Wenn ich jemanden in New York anrufen möchte und ich erreiche denjenigen nicht, so denke ich nicht gleich, dass es New York nicht mehr gibt. Auf dem Weg nach New York stimmt irgendetwas nicht. Möglicherweise ist die Leitung gerade gestört oder das Telefon, das ich benutze, ist kaputt oder irgendetwas anderes. Es heißt jedoch auf keinen Fall, dass New York nicht mehr existiert. Es kann alles Mögliche in uns sein, was uns blockiert, diese Wahrnehmungen zu haben. Letztendlich hängt alles davon ab, wie sehr jemand den Wunsch hat, die Geister zu treffen. Es gibt etliche Menschen, die während eines Seminares nicht die gleichen Erfahrungen wie die anderen Teilnehmer gemacht haben und mir das frustriert berichteten. Doch ich erlebte es auch oft genug, dass diejenigen, die sich bei den Geistern sehr zuhause fühlten, sie doch zu Gesicht bekamen, wenn sie eine gewisse Beharrlichkeit – allerdings ohne Verkrampfung – an den Tag legten. Das Schöne ist, das es mir genauso ging, ich daher genau weiß, wie die Menschen empfinden und ganz anders mit ihnen sprechen kann. Ich selbst hatte das starke Gefühl zuhause angekommen zu sein, wollte nicht aufgeben, fühlte mich zu diesem Weg sehr hingezogen und wusste, dass es meiner ist. Also habe ich die Flinte nicht gleich ins Korn geworfen, sondern bin den Weg weitergegangen. Eines Tages gab es dann diese Reise, in der ich gestorben bin und die mir mit intensiven Gefühlen so viel Klarheit brachte, dass sich dadurch alles gelöst hat. Vielleicht ist es oftmals auch eine Prüfung der Geister, wie sehr man den Kontakt wirklich möchte. Natürlich sind es nicht immer diese Gründe, doch ich kann mir vorstellen, dass die Geister verschiedene Prüfungen veranschlagen, um zu ergründen, wie wahrhaftig ein Mensch ist. Bei einem fernöstlichen Meister muss der angehende Schüler auch oft genug scheinbar endlos lange wartend verharren, den Garten komplett umgraben oder ähnliches verrichten, was seine ernsthafte Absicht unter Beweis stellt.

Ist es deiner Erfahrung nach immer so, dass sich der Kanal „Sehen" öffnet oder gibt es Menschen, die nie etwas sehen, sondern auf anderem Wege wahrnehmen?

Das Sehen wird einfach überbewertet. Unsere Augen sind nicht unser bester Sinn zur Wahrnehmung. Sie sind zu leicht zu täuschen und nur in der Lage, die Oberfläche der Welt zu offenbaren. Dazu kommt, dass wir viel mehr hören, als wir sehen. Das Gehör verschafft uns dreidimensionale Räume im Kopf und viele Wissenschaftler, die sich damit auseinandergesetzt haben, gehen sogar so weit zu sagen, dass sich der Evolutionsprozess mit dem Sehen eine Sackgasse geschaffen hat. Viele nehmen an, dass der Mensch durch das Hören zum aufrechten Gang gekommen ist. Man sieht das heute noch bei den Tieren, die etwas hören und sich sofort strecken, den Kopf heben und sich sogar auf die Hinterbeine stellen. Hier gab es also viel Raum zur evolutionären Weiterentwicklung. Man sollte dem Visuellen demnach nicht so viel Kraft und Macht beimessen. Ich glaube, einer unserer wichtigsten Sinne ist das Spüren. Damit meine ich nicht das Fühlen über die Haut oder den Körper, sondern dass Spüren, das intuitive Gespür, das noch einmal differenziert ist. Viele nennen es ja den „sechsten Sinn". Ob wir einen Menschen kennenlernen oder erstmals an einen Ort kommen, unser Gespür entscheidet, ob uns derjenige sympathisch ist, ob wir uns wohlfühlen oder nicht. Ich halte das Spüren also für wesentlich wichtiger, als das Sehen. Manche Menschen spüren den Kontakt mit den Geistern auf schamanischen Reisen ein Leben lang und sehen niemals etwas – das erscheint mir jedoch eher eine Ausnahme zu sein. Meistens ist es so, dass wir mit einem der Sinne beginnen und im Laufe der praktischen Übung entwickelt sich die Wahrnehmung mit den anderen Sinnen und unser Spektrum wird breiter, bis wir eines Tages vielleicht alle Sinne während der Reise einsetzen. Doch zwischen den einzelnen Sinnen besteht kein qualitativer Unterschied.

Wenn wir die Zeichen der Natur lesen lernen, was hilft uns, nicht jede Tierbegegnung oder jeden vorbeifliegenden Vogel zu deuten und im Helfertierbuch nachzuschlagen? Woran erkennt man ECHTE Hinweise?

Von Krafttierbüchern halte ich nicht allzu viel, da für mich die direkte Erfahrung vorzuziehen ist. Grundsätzlich ist es natürlich gut, sich mit seinem persönlichen Krafttier oder Helfertier auseinanderzusetzen und möglichst viel über dieses Tier in Erfahrung zu bringen. Natürlich kann man daraus Hinweise für sein Leben und das, was man entwickeln sollte erhalten und Rückschlüsse ziehen. Die Krafttierbücher sammeln alles, was sie über ein Tier finden können, aus kulturspezifischen, mythologischen Zusammenhängen und wissenschaftlichen Abhandlungen. Bei all diesen Eigenschaften, die man dort über das Tier findet, kann man als Leser nicht immer gleich entscheiden, was nun für einen selbst zutrifft oder wichtig ist. Es besteht die Gefahr auf Irrwege zu geraten. Wie meist, überlasse ich derlei lieber dem „Zufall". Vielleicht begegnet mir das Tier oder ich sehe eine Dokumentation im Fernsehen, durch welche mir die für mich bestimmten Informationen zufallen. Ich überlasse dies also gern dem Leben und den Spirits selbst. Zufall. Dieses Wort ist ja leider oftmals auch der Lächerlichkeit preisgegeben. Man winkt da häufig einfach ab. Doch ursprünglich stammt es von „mir ist etwas zugefallen". Also etwas, das uns aus einer höheren Sphäre oder höheren Macht, wie immer man das nennen will, zufällt. Damit ist immer etwas verbunden, das als Gabe oder Geschenk zu werten ist. Ich kann es also ruhig dem Geist oder den Göttern überlassen, was sie mir genau zufallen lassen möchten, anstatt mir ein Buch zu kaufen, in dem ein Mensch für mich die Deutung übernommen hat. Zur zweiten Frage, was uns helfen kann, nicht zu viel zu interpretieren, möchte ich sagen: wir sind hier, um das Leben bewusst und auch spirituell zu leben. Das Leben ist mir heilig und dazu gehört natürlich auch mein eigenes. Jeder neue, noch nie zuvor da gewesene Tag ist ein großes Geheimnis, voller ungeahnter Möglichkeiten, und erfüllt mich mit großer Dankbarkeit. Tatsächlich bekomme ich täglich viele Gelegenheiten Danke zu sagen. Das tue ich nicht, weil ich das toll finde oder mich selbst toll finde, sondern weil es einfach so ist. Dementsprechend betrachte ich die äußere Welt erst einmal als normal, weil sie es auch einfach ist. Ich weiß nicht, was für andere Menschen ein „spirituelles Ausrufezeichen" ist, woran sie es bemessen oder was dazu passieren müsste. In meinem Leben sind diese Ausrufezeichen Besonderheiten. Wenn eine Krähe auf dem Fensterbrett landen und mit dem Schnabel an die Scheibe klopfen würde, zum Beispiel. Es sind also außergewöhnliche Dinge, die nicht alltäglich sind. Auf meinem Gartenzaun landen immer wieder Vögel, doch dort ist noch nie ein Bussard gelandet. Dieser würde mir dann auch ins Auge fallen. Doch selbst wenn ich ein Ausrufezeichen erlebe oder erkenne, so denke ich kurz darüber nach und fällt mir keine Interpretation dazu ein, dann war es das auch schon wieder. Dann denke ich nicht weiter darüber nach, kümmere mich nicht weiter darum und lasse es los. Vielleicht erscheint am nächsten Tag ein Artikel in der Zeitung „Indianer spricht von Bussarden" und darin wird die Bedeutung des Landens auf einem Gartenzaun beschrieben, dann kümmere ich mich wieder darum. Ich warte also ganz einfach auf mehr Informationen. Wenn es für mich wichtig ist, werden diese auch kommen. Wenn jemand interpretieren möchte, so würde ich dazu raten immer nach der eigenen, persönlichen Bedeutung zu fragen. Was bedeutet der Bussard für dich? Was bedeutet der Gartenzaun für dich? Vielleicht ist der Bussard dein Krafttier und dein erster Einfall zum Thema Gartenzaun bezieht sich auf eine Grenze. Wichtig ist in diesem Zusammenhang das, was dich beschäftigt. Beschäftigt, in dem Moment des Erlebnisses oder was dich schon seit Längerem umtreibt, wie die Sorge um einen Freund, der seit Wochen krank ist. In diesem Zusammenhang könnte ich das Erlebte dann z.B. als ein Rufen der Geister deuten, da ich meinem Krafttier auf einer Grenze begegnete und die Grenze für mich gleichbedeutend für den Übergang in die *Nicht-Alltägliche Wirklichkeit* ist. Wenn uns keine Interpretation zu einem Bild oder Ereignis einfallen will, reicht es oftmals, die eigenen Empfindungen bei der Begegnung zu prüfen. Wichtig ist, dass man sich erst einmal klar macht, was momentan in einem vorgeht. Das ist auch beim Steinorakel die Idee. Machen wir uns klar, was uns umtreibt. Vor dem Seminar versende ich einen Brief, der die Teilnehmer bittet, einen Grapefruit-großen Stein mitzubringen und wenn sie losgehen und diesen suchen, dann nehmen sie auch ihre Probleme, Sorgen und Ängste mit auf den Spaziergang und finden genau den Stein, der dazu passt. Wenn man also ein Ausrufezeichen-Erlebnis hat, sollte man sich als erstes fragen „Was beschäftigt mich denn momentan am meisten?" und das können dann ein, zwei oder drei Themen sein. Dann kann man die einzelnen Elemente für sich hinterfragen, also zum Beispiel den Zaun, den Bussard und die jeweilige Bedeutung für einen selbst. Fällt einem dann etwas ein, wunderbar, wenn nicht, sollte man es einfach ruhen lassen.

Du selbst hast Erfahrungen mit bewusstseinsverändernden Substanzen. Hat sich durch diese Erfahrungen etwas in deiner Weltsicht geändert?

Ich halte bewusstseinsverändernde Drogen, sofern sie natürlichen Ursprungs sind, für Gaben an die Menschheit. Da sind wir wieder beim Großen Träumer, der überall und in allem ist. Wenn es solche Pflanzen gibt, so hat der Träumer sie erträumt, also dort erschaffen und mit diesen Wirkungen ausgestattet. Diese Pflanzen existieren, weil sie erträumt wurden.

Michael Harner schreibt in seinem Buch *Der Weg des Schamanen* sehr schön, dass oftmals der Einwand auftaucht, wenn dieser jetzige Bewusstseinszustand doch der gemeinhin meist genutzte ist und sozusagen erklärter Standard der Menschen, dann könne es doch nur falsch sein, einen anderen suchen zu wollen.

Wissenschaftliche Forschungen haben ergeben, dass der Mensch selbst körpereigene Drogen ausschütten kann, welche das Bewusstsein verändern. Diese körpereigenen Substanzen werden unter anderen beim Joggen, in Gefahrensituationen, Trance, Geburts- und Sterbeprozess etc. ausgeschüttet. Die Natur hat also sehr wohl die Möglichkeit der Bewusstseinsveränderung geschaffen und dies sicherlich nicht ohne Grund. Es ist in uns also bereits angelegt. Pflanzliche bewusstseinsverändernde Drogen haben oftmals die gleichen Eigenschaften wie die körpereigenen Drogen, bewirken das gleiche und sind dementsprechend unschädlich für unseren Körper. Ich bin der Meinung, dass bewusstseinsverändernde Erfahrungen für die Gesundheit eines Menschen wichtig sind, um nicht zu starr zu werden. Das ist ganz unabhängig von Drogen, das betrifft Schamanische Reisen, Trommeln, Meditation und dergleichen. Bewusstseinserweiternde Drogen können Tore öffnen, vielleicht nicht bei jedem, aber grundsätzlich können sie es. Sie können zu einem besseren Verständnis führen und sie können auch Antworten liefern. Unser Verstand ist fest und unsere Welt ist festgefügt. Einstein hat einmal gesagt, jemand mit viel Fantasie sei ihm lieber als jemand, der Harvard besucht hat. Derjenige, der Harvard besucht hat, ist in seinem Denken eingeschränkt, weil er für alles eine intellektuelle Erklärung hat und über diese intellektuellen Barrieren nicht hinauskann. Jemand, der viel Fantasie hat, kann über nahezu alles hinausdenken. In Russland hat man dieses Prinzip auch erkannt und innerhalb der Weltraumforschungen zu einzelnen Problemen vereinfachte Skizzen angefertigt, die in Psychiatrien und Kindergärten verteilt wurden. Sie fanden dadurch oftmals Antworten zur Problembehebung, da diese Menschengruppen in ihrem Denken nicht durch wissenschaftliches Wissen eingeschränkt waren. Das nahezu allmächtige Wesen Q hat es auch schon in der Fernsehserie „Star Trek" formuliert: „Forscht nicht nach unbekannten Universen, sucht lieber nach ungeahnten Möglichkeiten!" Das trifft es ziemlich gut. Drogen können unser Bewusstsein aus der Normalität herausnehmen und es deswegen ganz für alles Neue öffnen. Es ist wie ein Reset-Knopf. Natürlich funktioniert das auch ohne Drogen. Es gibt viele Techniken, mit denen man das erreichen kann.

Von klein auf definieren wir die Welt jeden Tag aufs Neue, erklären uns die Welt und uns selbst. Dieses ständige Definieren macht unsere Welt starr. Bewusstseinserweiternde Drogen oder Techniken wie stundenlanges Rückwärtsgehen, stundenlanges Gehen mit geschlossenen Augen oder lange Zeit in einer stockfinsteren Höhle verbringen, können unserem ganzen Wesen beweisen, dass das, was man sieht, hört, fühlt oder riecht nicht in seiner Bedeutung festgezurrt ist, sondern dass es eventuell auch ein Trugschluss sein könnte. Je mehr wir das Gefüge gelockert haben, desto mehr erlaubt es uns, auch andere Dinge zu sehen, mehr wahrzunehmen. Dazu sind wie gesagt nicht unbedingt Drogen notwendig. Die meisten schamanischen Kulturen haben keine Drogen verwendet, auch, wenn das derzeit einen anderen Anschein hat. Ich sage mal gewagt, Ethnologen mögen Drogen. Wenn sie sich ein Volk aussuchen können, werden sie eines wählen, in dem Drogen verwendet werden. Schreibt man darüber, oder macht einen Film, dann verkauft sich das ja auch am besten. Es gibt ausreichend Methoden, das starre Gefüge seiner Wahrnehmung zu lockern, dazu braucht es keine Drogen, zumal bei denen nicht einmal gesagt ist, dass sie die gewünschte Wirkung erzielen. Es ist davon abhängig, welche Droge es ist, welche Dosis man nimmt und wer man ist. Der eine nimmt LSD und erlebt den schlimmsten Horrortrip, auf dem er vielleicht gar hängen bleibt und der andere nimmt LSD und erkennt den Sinn des Lebens. Das muss also nicht unbedingt vom LSD abhängen, sondern kann an der Gemütsverfassung liegen, in der diejenigen in dem Moment waren. Bei Psychosen sind sich die Wissenschaftler nahezu einig, dass diese nicht durch die Droge entstehen, sondern in dem Menschen schlummern und durch die Einnahme der Droge hervorgeholt werden, also latent vorhanden sind und dann ausgelöst werden. Diese Gefahr besteht immer. Ich möchte also niemanden dazu bringen Drogen zu nehmen! Die wenigen Male, zu denen ich bewusstseinserweiternde Drogen genommen habe, habe ich allein oder mit einer Person meines Vertrauens in der Wildnis verbracht und ich tat es immer, um spirituelle Erfahrungen zu machen. Nur eines sollte man sich klar machen: wenn man bewusstseinserweiternde Drogen häufig nimmt, so erweitert man ständig sein Bewusstsein und es kann passieren, dass der Abstand zwischen seinem Bewusstsein und seinem Verstand irgendwann zu groß ist und man ihn vielleicht nicht mehr überbrücken kann. Wir müssen daher immer auch an unseren Verstand denken. Es gibt da ein schönes germanisches Sprichwort: „Das Ich ist des Selbstes Feind, das Selbst ist, wenn es siegt, des Iches Freund." Der Verstand wehrt sich natürlich gegen all die Freiheit, die sich der Geist herausnimmt, da er um seine Herrschaft fürchtet. Zusammengefasst können bewusstseinserweiternde Drogen also Tore öffnen, unserem Verstand zeigen, dass es auch andere Dinge gibt und unsere Wahrnehmung lockern für Unerwartetes und Unentdecktes. Ein bedeutender, immer bedenkenswerter Umstand von Drogen ist aber die Tatsache, dass sie unter Umständen Schäden am physischen Körper hinterlassen können. Jeder sollte sich also immer Fragen ob der vermeintliche Nutzen das Gesundheitsrisiko rechtfertigt. Es gibt auch andere Methoden, von denen ich absolut begeistert bin, weil sie fähig sind körpereigene Drogen so auszuschütten, dass die Wirkung so tief geht wie man sich selbst einlassen möchte. Man kann jederzeit aussteigen. Ein Pluspunkt, den die meisten Drogen nicht innehaben. Bevor man also zu sehr mit Drogen experimentiert, kann ich nur jeden motivieren, sich seinen körpereigenen Fähigkeiten zuzuwenden.

Michael Harner hat den Core-Schamanismus entwickelt, in dem er die Elemente des schamanischen Arbeitens, die in den meisten Gebieten der Erde identisch waren, aus ihrem kulturellen Kontext löste. Wolf-Dieter Storl steht dem mit der kritischen Aussage gegenüber, dass ein Schamane nicht kraftvoll agieren kann, wenn er nicht mit einem kulturellen Kontext verwoben ist, aus dem heraus die Rituale entstehen. Wie siehst du das nach 20 Jahren Lehrtätigkeit innerhalb der Foundation for Shamanic Studies und deiner jetzigen Seminar- und Praxistätigkeit außerhalb dieser?

Ich sehe es überhaupt nicht so, dass der Schamanismus dadurch an Tiefe verliert. Die Geister haben einmal gelebt und wissen um unser Leid, sie sind in ihrem Mitgefühl ein Stück weit gebunden, also handeln sie mitfühlend, weil sie es nicht anders können. Wenn man in einen Menschen verliebt ist, befindet man sich auch ein wenig im Zwang dieser Verliebtheit und macht dann Dinge, die man ansonsten vielleicht nicht machen würde. So kann man sich das vorstellen. Die Geister sind durch den Prozess des Sterbens geläutert und es bleibt nur, was zum Ewigen in uns gehört. Mit dieser reinen, klaren und sehr starken Liebe stehen sie uns zur Seite. Sie haben ein tiefes Interesse, uns zur Seite zu stehen. Geister und Ahnen gibt es überall. Jeder Mensch hat Ahnen, ob er nun aus einer urbanen Multikulti-Kultur oder einer Stammeskultur stammt, ist völlig egal. Ahnen existieren wirklich überall und haben überall ein Interesse daran zu helfen. Gibt ihnen jemand die Möglichkeit zu helfen, so freuen sie sich darüber und setzen alles daran, dass derjenige, der ihnen diese Brücke baut, immer fähiger wird, dies zu tun und sie dadurch agieren zu lassen. Das hat in keiner Weise etwas mit der Kultur oder dem Status zu tun. Für die Geister ist wichtig, dass es sich um einen mitfühlenden Menschen handelt, der das Bewusstsein hat, mit ihnen Kontakt aufzunehmen. Der Wunsch des Schamanisch Praktizierenden dazu spielt nicht immer eine Rolle, wie wir von den vielen Geschichten über die Schamanenkrankheiten und dem damit einhergehenden Zwang wissen. Nicht jeder möchte diese Arbeit tun und nicht selten erscheinen die Geister bei Initiationsriten und drängen einen Menschen dazu, die schamanische Arbeit aufzunehmen.

Bei den Seminaren zeige ich verschiedene Möglichkeiten auf, mit den Spirits in Kontakt zu treten – und diese sind von ihrer Seite aus immer bereit dies zu tun. Danach übernehmen sie auch die weitere Ausbildung, die in jede Richtung gehen kann. Es gab Zeiten, in denen alle Menschen den Kontakt zu den Geistern hatten und auch in diesen Zeiten gab es Menschen, die den Kontakt vielleicht intensiver oder einen mehr auf das Wohl der Mitmenschen oder der Umwelt gerichteten Kontakt hatten. Hier haben die Geister natürlich vermehrt Kraft investiert, damit dieser Mensch mit ihrer Hilfe vielen Menschen und auch der Umwelt helfen kann. Letztendlich hatte jeder diesen Kontakt, jedoch in einer anderen Form. Auch die Naturgeister sind nicht kulturspezifisch. Wenn überhaupt, sind sie geografisch beschränkt.

Es scheinen meiner Erfahrung nach die Geister für jeden neuen Kontaktsuchenden schon bereit zu stehen, und sie zeigen sich je nach tiefliegender Bedeutung in sehr unterschiedlichem Gewand. Da kann eine Mitteleuropäerin auch mal mit Kwaikuttl-Gewandeten konfrontiert werden oder Sprachen verstehen, die sie im Alltagsbewusstsein nicht mal benennen könnte. Der kulturelle Bezugsrahmen hat nichts mit der Wirksamkeit der Arbeit zu tun. Die Geister wollen wirken – mit uns.

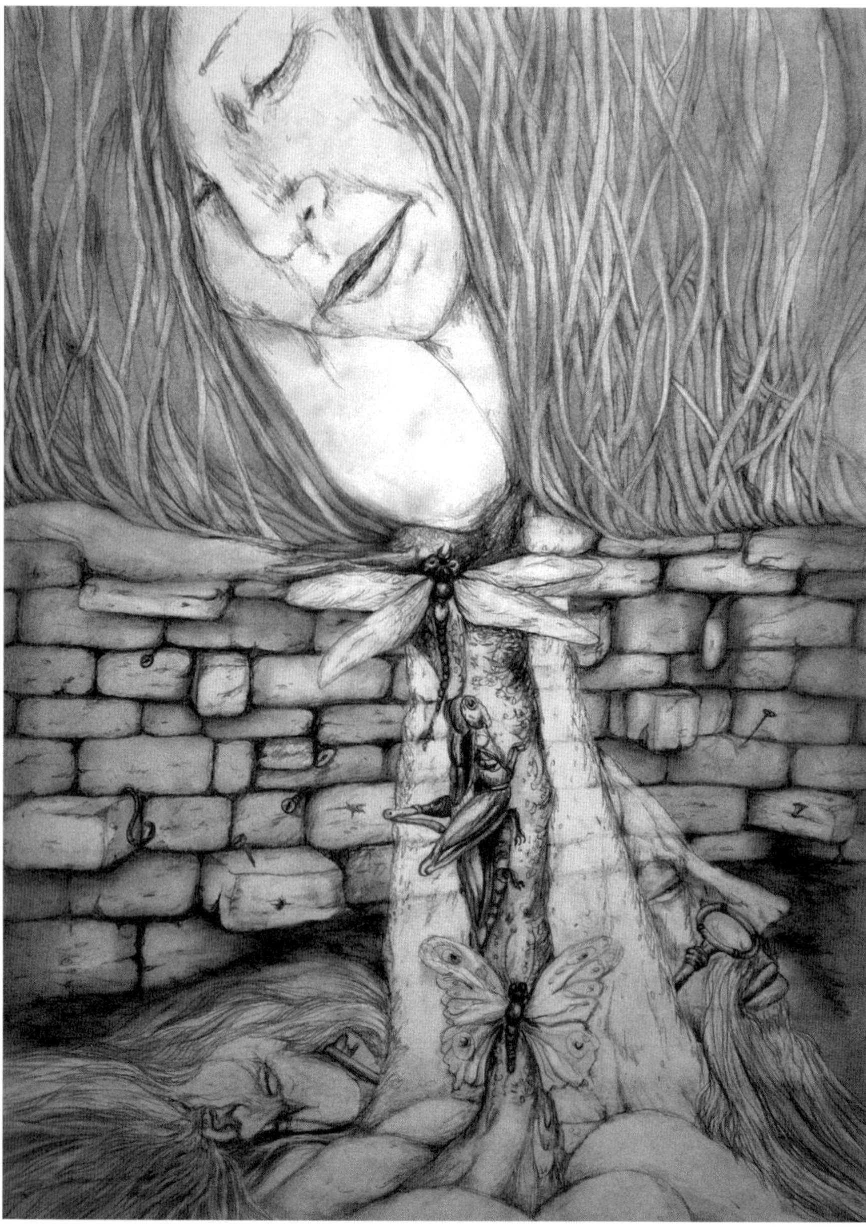

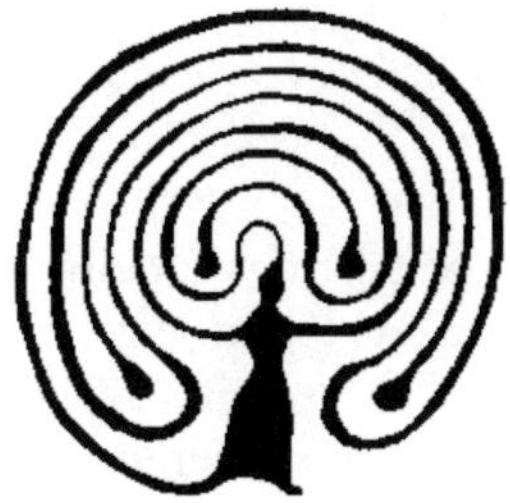

Kapitel 4
Naturgeister & Kraftplätze

Du hast viele Kraftplätze in Europa bereist. Was macht einen Ort zu einem Kraftplatz? Was ist das Besondere an ihm?

Es klingt banal, aber ein Kraftplatz wird zum Kraftplatz durch die Kraft, die er hat. Fühlt sich ein Ort kraftvoll an, so wird er zum Kraftplatz. Es gibt verschiedene Arten von Kraftplätzen und auch verschiedene Arten, sich dieser Kraft zu nähern. Ich empfehle, erst einmal zu spüren. Jeder Kraftort fühlt sich anders an. An manchen Orten ist eine sehr agile Kraft spürbar, die einen zum Tanzen, Klettern, Singen anregt und andere Orte, die ein Gefühl der Geborgenheit vermitteln und an denen man sich hinsetzen, meditieren, hinlegen und einfach spüren möchte. Dann gibt es Orte der Heilung, an die man mit einem körperlichen Symptom, einem Schmerz kommt und sie gekräftigt und ohne Schmerzen wieder verlässt. Diese Orte tanken einen auf. Man findet dort meistens vermehrt Ameisen und es ist auch so, dass man an diesen Orten nicht allzu lange verweilen sollte. Zwischen dem, was ist und dem, was man wahrnimmt, steht immer ein Gedanke. Gelingt es uns, einfach den Ort wahrzunehmen und seine Energie zu sehen, so können wir die unterschiedliche Kraft in der Energie sehen. Wir können erspüren, welche Qualität ein Platz hat und vielen reicht es, einfach nur dort zu sein. Natürlich können wir auch eine Schamanische Reise dazu machen. Entweder zu unserem Krafttier und es fragen, was es mit diesem Ort auf sich hat oder wir machen eine Reise in der wir Kontakt zu den Geistern des Ortes suchen.

Gibt der Glaube oder das Vertrauen der Pilger über die Jahrhunderte eine gewisse Energie an den Ort, die sich dort konzentriert und dann auch für andere wirksam wird? Oder ist der Ort an sich von Kraft erfüllt?

Was ist das Huhn und was ist das Ei? Also in den meisten Fällen wird wohl der Kraftplatz das Huhn sein – denn warum sollten die Menschen an Orte pilgern, die sich schlecht anfühlen? Natürlich kann es auch umgekehrt funktionieren, was man an den Untersuchungen mit Wasser deutlich sehen kann. Reichert man es negativ an, kann es schädigend wirken, reichert man es positiv an, kann es heilsam wirken. Das kann man auch auf ganze Orte übertragen. Bringt man dort Liebe hin, kraftvolle Gebete und Heilungszeremonien, so lädt man dadurch auch den Ort positiv auf. Umgekehrt funktioniert es genauso. Viele bemängeln ja, dass bei den sehr hochfrequentierten Kraftplätzen die Kraft immer mehr schwindet. Auch hier ist es sicherlich abhängig davon, um was für einen Kraftort es sich handelt. Viele Orte sind so stark und kraftvoll, dass ihnen nahezu nichts etwas anhaben kann. Es gibt jedoch auch Orte die verschiedenen Schwankungen unterworfen sind und denen hohe touristische Besucherzahlen schaden könnten. Bei der Steinkirche in Idar-Oberstein scheint die Kraft beispielsweise nahezu weg zu sein. Ist ein Pilgerweg oder die Reise zu einem Kraftort religiös geprägt, so kommen die Menschen meistens mit Gebeten und Heilungsanliegen, wie zum Beispiel in Lourdes, d. h. sie kommen meistens mit einem Anliegen, das nicht touristisch geprägt ist. Es ist sicherlich relevant, welche Energie man dorthin trägt.

Auf welche Weise können wir von dieser Kraft profitieren?

Das ist ganz abhängig von der Qualität des Platzes. An einem Kraftort mit großer Heilkraft ist es zum Beispiel gut, direkt vor Ort Behandlungen zu machen, Sitzungen zu geben, dort zu reisen. Oder Menschen, die der Heilung bedürfen, dorthin zu schicken. Ist es ein Ort, der beruhigt und Geborgenheit schenkt, dann tut man gut daran, einen trauernden Menschen dorthin zu bringen oder jemanden, der große Sorgen hat. Für einen Platz mit sehr agiler Energie eignen sich Zeremonien und Rituale, die dazu dienen, etwas zu erschaffen, ins Rollen zu bringen, Visionen zu weben.

Gibt es auch das Gegenteil von einem Kraftplatz? Also ein Ort, an dem sich negative Energien gesammelt haben und Einfluss auf Menschen nehmen?

Ja, da gibt es viele. Besonders die alten Richtstätten und früher auch alte Bergwerke. Es gibt zum Beispiel die Grube „Würgengel“

in Braunfels/Tiefenbach, in der viele Menschen einfach Ängste bekommen haben, grundlose Panik. Jugendliche fahren ganz gern dorthin, um ein wenig Schaurigkeit und Grusel zu erleben. Dann gibt es bei uns noch einen Platz namens Bruchhenselbrunnen. Dort ist eine Frau als Hexe verbrannt worden, weil sie zwei Dörfer angezündet hatte. Allerdings hatte sie diese in der Pestzeit angezündet und ich vermute, sie wollte einfach die Pest der Dörfer im Feuer vernichten. Doch sie ist dann deswegen dort oben verbrannt worden. Kommt man an diesen Ort, ist es immer absolut still, dort singen niemals Vögel. Es ranken sich viele Geschichten um diesen Ort und interessant ist, dass sich viele Menschen dort das Leben nehmen.

Woher kommt es, dass Menschen in manchen Wohnungen oder Häusern nach dem Einzug plötzlich mehr streiten oder schneller in Rage geraten als zuvor, so dass man beinahe den Eindruck gewinnt, sie verändern sich?

Tacitus schreibt über die Germanen, dass sie gerne dem Würfelspiel frönten und nicht selten Besitz, Haus oder gar die eigene Freiheit verspielten. Wenn ein Germane beim Würfeln ein Haus gewonnen hatte, so wäre er nie auf die Idee gekommen, dort einzuziehen. Entweder wurde das Haus bis auf die Grundmauern abgebrannt oder abgerissen oder es blieb leerstehend. In etwas Gebrauchtes einzuziehen, das gab es damals nicht. Und heute leben wir teilweise in Häusern, die viele hundert Jahre alt sind und in denen ganz viel von den Menschen steckt, die vorher dort gewohnt haben. Das muss sich nicht immer negativ auf uns auswirken, aber es kann. Im Schamanismus hat man eben den Vorteil, dass man mit dem, was dort ist, kommunizieren kann. Es könnte ein Naturgeist sein. Mal angenommen, das Haus ist auf einer Quelle gebaut worden und dadurch wurden der Naturgeist und die Quelle zugebaggert, drainiert oder was auch immer. Möglicherweise gibt es dort dann einen verärgerten Wassergeist. Ich hatte dieses Beispiel. Damals wurde ich zu einer Familie gerufen, weil alle Familienmitglieder nur noch in einer Ecke des Wohnzimmers schlafen konnten. Sie hatten das Haus erst ein halbes Jahr zuvor gekauft und konnten alle keinen Schlaf finden. Daraufhin hatten sie einen Geomanten engagiert, der Lichtsäulen setzte, was es laut der Familie jedoch noch schlimmer gemacht hatte. Ich machte dort eine Schamanische Reise und lernte den völlig erzürnten Wassergeist kennen. Er berichtete mir, wie er von den Bauarbeiten vertrieben worden war, dies aber sein Zuhause sei und dann wäre auch noch jemand gekommen, der versucht hatte, ihn mit Lichtsäulen zu vertreiben. Dies hatte ihn noch wütender gemacht. Schamanische Arbeitet bietet also den Vorteil, mit den Wesen vor Ort direkt zu kommunizieren und nicht nur mit einer Rute oder einem Pendel zu erspüren. Ich konnte mit dem Wassergeist verhandeln. Er selbst machte den Vorschlag, dass er integriert werden möchte, da er auch dort wohne und das schon wesentlich länger als die Menschen. Er zeigte mir einen Ort im Keller, an welchem man ihm immer mal etwas bringen sollte. Die Kinder fanden das ganz toll und brachten dem Wassergeist jeden Tag nach dem Essen einen Teil ihres Essens und Trinkens hinunter. Es hat keine zwei Tage gedauert und jeder konnte wieder in seinem Bett schlafen.

Ein Ort kann natürlich auch durch Unfälle oder geschichtliche Ereignisse vorbelastet sein. Bei einer anderen Reise zur Hausreinigung sah ich ganz viele Totenschädel. Ich sprach mit den Toten, was man tun könne und sie antworteten, es würde ihnen reichen, wenn sie ehrenhaft bestattet würden. Beim Aufbaggern fand man ein Massengrab aus dem Zweiten Weltkrieg. Die gefundenen Knochen wurden auf dem Dorffriedhof beerdigt und seitdem hatten auch diese Bewohner ihre Ruhe. Manchmal sind auch Verstorbene noch vor Ort. Die meisten hängengebliebenen Seelen sind noch hier, weil der Tod plötzlich und unnatürlich kam, vielleicht durch einen Hausbrand oder einen Mord in diesem Haus. Man kann außerdem davon ausgehen, dass ein Mensch, der 50 Jahre in einem Haus gelebt hat, danach drei Jahre in einem Altenwohnheim, dann stirbt und seine Seele warum auch immer hängenbleibt, in dem Haus zu finden ist, in welchem er die meiste Zeit seines Lebens verbracht hat. Man findet also auch oft Verstorbene in den Häusern, die es nicht geschafft haben hinüberzugehen. Es gibt auch Ausnahmen. Treffen wir während der Reise eine alte Frau, die dort als Ahnin weiterlebt und uns sagt, sie möchte dort nicht weggehen, weil sie auf ihre Tochter aufpasst, so hat das seine Berechtigung. Möglicherweise ist die Tochter eine alleinerziehende junge Mutter mit zwei kleinen Kindern und die Großmutter sorgt sich um alle. Solange die Lebenden keine negative Beeinträchtigung erfahren, kann man dies getrost so belassen. Gäbe es Beeinträchtigungen, müsste man selbstverständlich dafür sorgen, dass die alte Dame hinübergeht. Man müsste mit ihr sprechen und sie überzeugen, dass sie nicht mehr aufpassen muss.

Wie reinigt man diese Orte?

Zuerst gehe ich mit Räucherwerk durch das Haus und bitte darum, dass in jedem Zimmer ein Fenster geöffnet oder zumindest gekippt ist. Man sollte meinen, dass solche negativen Energien durch die

Wände gehen können, aber dem ist nicht so. Dadurch habe ich die Möglichkeit, die Räume vorher schon einmal wahrzunehmen, damit ich weiß, wo ich überall hin muss. Danach suche ich mir einen Platz im Keller, beginne zu trommeln und mache eine Mittelweltreise durch alle Zimmer und beseitige das, was beseitigt werden muss oder diskutiere aus, was immer ausdiskutiert werden muss. Auch hier sind meine Geister als Helfer sehr wichtig, unter Umständen gibt es weitere wichtige Informationen für die Bewohner, zum Beispiel, was es in der Zukunft zu tun oder zu beachten gibt. Dann bin ich fertig.

An manchen Orten soll der Zugang zur Anderswelt sozusagen „naturgegeben" sein. Quellen, Brunnen, Höhlen, Erlen- und Birkensümpfe, sowie bestimmte Baumhaine sind einige davon. Stimmt das mit deiner Erfahrung überein?

Ja. Natürlich gibt es Orte an denen der Zugang leichter ist. Ich erinnere mich daran, als ich zum ersten Mal das Naturgeister-Seminar in Norwegen gegeben habe, wo so viel „los ist" und dachte, ich könnte in Deutschland niemals solch ein Seminar abhalten. Doch zum Beispiel gibt es an den Externsteinen, dort unten am See, dieses Steingrab, einen besonderen Platz. Jedes Mal, wenn ich mich oder jemand anderes sich dort hineingelegt hatte, ist etwas passiert. Manchmal kam es zu einer spontanen schamanischen Reise oder es sind Botschaften anderer Art aufgetaucht. Ich habe auch das Gefühl, das sich Orte, an denen Holunder wächst, sehr gut eignen. Holunder wächst häufig an Grenzen und der Schamane wurde hierzulande lange Hagezusse genannt, was Zaunreiter oder Grenzgänger bedeutet. Der Holunder ist mit dem Schamanen verwandt, weil auch er ein Grenzgänger ist. Früher hat man gesagt: „Im Holunder wohnen die Geister." Und bis in die 60er Jahre des letzten Jahrhunderts hinein haben die Alten noch den Hut gezogen, wenn sie an einem Holunder vorbeigegangen sind.

Wenn wir auf „Forschungsreise" an einen Kraftplatz oder in eine Kraftlandschaft reisen – was können wir ganz konkret vor Ort tun?
Was sollten wir nicht vergessen? Was ist wichtig?

Wenn ich an einen fremden Ort komme, versuche ich als allererstes das Wasser des Ortes zu trinken. Das ist meiner Meinung nach die beste Möglichkeit, um mit dem Ort in Kontakt zu kommen. Wissenschaftler wollen herausgefunden haben, dass die Struktur des Wassers eines Ortes, der Struktur des Wassers im menschlichen Körper derer, die dort leben, entspricht. Sie haben sogar die Vermutung geäußert, dass daher das Heimatgefühl kommt, weil wir die Struktur des Wassers unseres Geburtsortes oder Ortes, an dem wir aufgewachsen sind, ein Leben lang in uns tragen.

Ich habe immer das Wasser der Orte getrunken, an denen ich ankam und dies auch während der gesamten Dauer meines Aufenthaltes so gehalten. Wenn man genügend Schutz hat – und das kann ich nur immer wieder betonen: wenn man schamanisch arbeitet, erst die Krafttiere einladen, nichts ohne die Krafttiere machen – dann ist es irrelevant, wo man hingeht. Wenn man ein wenig labil ist oder nicht ganz vollständig, sollte man bei alten Kultstätten jedoch vorsichtig sein. Es hat dort auch viele Ahnenkulte gegeben und diese Ahnen schwirren mitunter noch dort herum.

Ich finde es sehr wichtig an den Kraftorten unaufdringlich zu sein und nachzuspüren, ob man wirklich erwünscht ist. Dabei sollte man sich selbst und seine Wünsche nicht so wichtig nehmen. An alten Kultstätten, Kraftorten, Friedhöfen und ähnlichen Orten, sollte man seine Gier, etwas erleben oder fotografieren zu wollen, wirklich hinten anstellen. Auf einem meiner Naturgeister-Seminare in Norwegen hatte ich mit meiner Gruppe ein solches Erlebnis. Wir waren draußen in der Natur und unweit von uns führte eine kaum befahrene Verbindungsstraße entlang. Plötzlich zeigte sich ein Ren und blieb, unsere Gruppe misstrauisch beäugend, auf der anderen Straßenseite stehen. Einige Teilnehmer zogen sich sofort zurück, um das Ren zu ermutigen, seinen Weg fortzusetzen. Sie entfernten sich und beschäftigten sich, jeder für sich, mit dem Auftauchen des Rens in ihrer Welt. Die meisten aber zückten ihre Kameras, schon in Vorfreude darauf, ihren Erlebnisberichten eine weitere Trophäe hinzufügen zu können. Die mögliche Gabe dieser Begegnung – denn unser Seminar-Fokus war ja auf das Lernen von den Geistern gerichtet – ging unbemerkt an ihnen vorüber. Ich versuche die Welt nur ganz sanft zu berühren, denn gerade an Orten der Kraft ist es gut sich als Gast zu empfinden. Wenn alles in Ordnung ist, kann man an den Plätzen einfach nachspüren, dort übernachten, was immer viel bringt, oder dort eine Schamanische Reise machen. Man kann auch auf den Klang eines Ortes achten, ihm lauschen. Das kennt man wahrscheinlich am meisten von den Aborigines, die ihre Songlines haben und sagen „Die Welt ist Klang." Sie erkennen die Gegend oder den Weg, den sie gehen, an der Melodie. Wir können an einem Kraftort auch beginnen zu summen oder Töne zu machen und oftmals entwickelt sich daraus eine Melodie, ein Gesang oder ein ganzes Lied. Das mache ich sehr oft und es wird von den Spirits unheimlich gut aufgenommen. Wenn man die Energie des Ortes aufgenommen und in einen Gesang übersetzt hat, fühlen sich die Geister des Ortes angenommen und wohl und kommen dadurch herbei, zeigen sich. Zwei Mal habe ich es erlebt, dass ich sie auch singen hörte. Das war einmal in Island und einmal jetzt kürzlich in Norwegen.

Man sollte so natürlich wie möglich mit all dem umgehen und wenn man das Gefühl hat, sich bedanken zu wollen, dann kann man das tun. Mit einer Kerze, einem Räucherstäbchen, einem Apfel, einem Tanz oder einem Lied, was immer sich gerade passend und richtig anfühlt. Viel wichtiger als ein Geschenk für den Geist des Ortes empfinde ich den achtsamen Umgang mit dem Platz und den Geistern. Das fängt auch dabei an, wenn sich ein Mensch geniert, dort laut zu den Geistern zu sprechen. Ich meine, wie würdest du das finden, wenn man mit dir nur heimlich leise flüstert und das auch nur, wenn keiner zuschaut oder hinhört?! Ich spreche hier von grundsätzlichen Dingen, die im zwischenmenschlichen Bereich völlig klar sind und dann im Umgang mit den Geistern völlig vernachlässigt werden. Hier ist weder ein achtloses Zertrampeln des Platzes noch ein übertriebenes Verehren und Niederfallen passend, sondern ein achtsamer Umgang mit den Wesen und dem Platz an sich, welchen man auch zwischenmenschlich pflegen würde.

Wen bezeichnest du konkret als Ortsgeist?

Naturgeister, die als Hüter des Ortes fungieren. Einen Verstorbenen, der an einem Ort herumgeistert, an dem er einst erhängt wurde, würde ich nicht den Geist des Ortes nennen. Es gibt Wassergeister an Quellen und Höhlengeister in Höhlen, also Geister, die die Natur des Ortes hüten. Manche sind freundlich und andere recht unfreundlich oder desinteressiert.

Du hast einmal gesagt, dass man sein Krafttier fragen solle, wenn es uns nicht ersichtlich ist, ob es sich um einen Naturgeist oder einen Verstorbenen handelt, da man dem Wesen selbst erst einmal nicht trauen sollte. Daraus ergibt sich die Frage: Wie erkenne ich einen Naturgeist? Was ist anders an seinem Aussehen oder seiner Energie?

Also, wenn wir von Verstorbenen vor Ort sprechen, so handelt es sich um hängengebliebene Seelen und diese sind meistens einen plötzlichen oder unnatürlichen Tod gestorben. Jeder, der auf diese Weise verstirbt und aus welchen Gründen auch immer nicht hinübergehen kann und deshalb auch nicht geläutert wurde, bleibt häufig in seinem Trauma verhaftet. Beispielsweise würdest du einen Menschen, der verbrannt ist, weil er in seinem brennenden Haus eingeschlossen war, vielleicht an der Tür kratzend, von Flammen umgeben und hustend antreffen. Diese Menschen versucht man dann davon zu überzeugen, dass sie tot sind und dass man ihnen dabei helfen möchte, an einen besseren Ort zu gelangen. Im von vielen Kriegen erschütterten Mitteleuropa kommt es dementsprechend häufig zu Begegnungen mit den Seelen von gefallenen Soldaten oder anderen in diesen Kriegen umgekommenen Menschen. Sie haben meistens ihre Wunden, sind verdreckt, tragen ihre Uniform oder sitzen vor Angst zitternd im Graben. Es ist also in den meisten Fällen ersichtlich, weil sie in diesem Trauma festhängen. Während Naturgeister alle möglichen Gestalten zeigen können. Es können kleine Wichtel oder Kröten sein, sprechende Steine oder Zwerge. Erinnern wir uns, dass unser Verstand uns Bilder sendet, die die vorhandenen Energien bestmöglich interpretieren sollen und dass diese Interpretationen treffender werden, je mehr wir darin geübt sind. Sicherlich spiegelt unsere Interpretation zum Teil auch unsere Erwartungen, das Aussehen eines Spirits betreffend, wider. Es ist auch möglich, die uns umgebenden Energien als das wahrzunehmen, was sie sind. Anfänglich ist diese Art der Sichtweise sehr verwirrend, aber mit viel Übung können wir auch damit die Qualität des uns Umgebenden bestimmen. Die Menschen, die zum Beispiel schon einmal eine Zerstückelungsreise erlebt haben, beschreiben dies oft als eine große Schmiedewerkstatt mit vielen Tischen, riesigen Kesseln, Zangen und Ambossen, wo dann die Seelen der Schamanisch Praktizierenden geschmiedet wurden, auf dass sie diese Reise überstehen. Das ist interessant im Vergleich zu den Menschen aus anderen Kulturen, die dies ebenfalls ähnlich erleben, jedoch mit anderen Wesenheiten als den Zwergen. Da ein Naturgeist also wirklich jede Gestalt annehmen kann, sollte man sich an diesen Kultstätten oder Kraftplätzen wirklich zweimal überlegen, ob man eine Fliege, die sich gerade auf einen setzt, erschlägt oder nicht. Unsere Helfer zu fragen oder auch nur auf ihr Verhalten zu achten ist dabei sicher die beste Lösung.

Was kannst du zu anderen europäischen Ländern sagen? Gibt es weitere Besonderheiten zu den Naturgeistern und deren Aufgaben? Du sagtest vorhin, dass in Norwegen „so viel los sei“. Was macht den Unterschied zu den Geistern hier vor Ort?

Der größte Unterschied ist der, dass die Naturgeister der Wildnis sich schwerer offenbaren. Man denkt vielleicht, es ist anders herum und sie sind dort eben nicht so verärgert, weil es dort kaum Menschen gibt und sie friedlich leben. Man meint deshalb, dass sie sich dort eher zeigen und unbefangener sind. Doch genau das Gegenteil ist der Fall. Der Mensch muss in Norwegen noch viel eher gegen die Natur kämpfen oder sich vor ihr schützen. Bei uns ist die Natur größtenteils domestiziert. Bei uns habe ich sogar das Gefühl, dass die Naturgeister froh sind, dass überhaupt einmal jemand mit ihnen kommuniziert. Meistens stellt sich dann heraus, dass es ihnen nicht so gut geht, sie wegen irgendetwas leiden. Jemand hat ihnen vielleicht das Wasser abgegraben, einen Baum gefällt, ein Haus direkt auf eine Quelle gestellt oder ähnliches. Man kann dann innerhalb einer Zeremonie viel für diese Geister tun und sie geben dazu auch Hinweise. In Norwegen kommen dagegen nie irgendwelche Verbesserungsvorschläge. Dort kommt es sogar häufiger vor, dass die Geister die Menschen als störend empfinden und wegjagen. Die Natur ist dort noch viel unabhängiger und hat viel mehr Kraft, da sie nicht so gebeutelt ist. Es ist sehr empfehlenswert, sich dieser Ursprünglichkeit mit schamanischem Bewusstsein zuzuwenden, also von Menschen unberührte Wildnis zu erleben. Zum einen hat es den Effekt, dass wir nicht von menschlichen Gedanken umgeben sind, zum anderen wird auch in uns etwas Ursprüngliches berührt. In der uns bekannten Natur gibt es keine Ungewissheit, außer dass es vielleicht regnen könnte. Es gibt in unseren Wäldern keine Gefahren, außer einem Ast der uns auf den Kopf fallen könnte oder einer Bache, die uns aus Angst um ihren Nachwuchs die Hosen zerreißt.

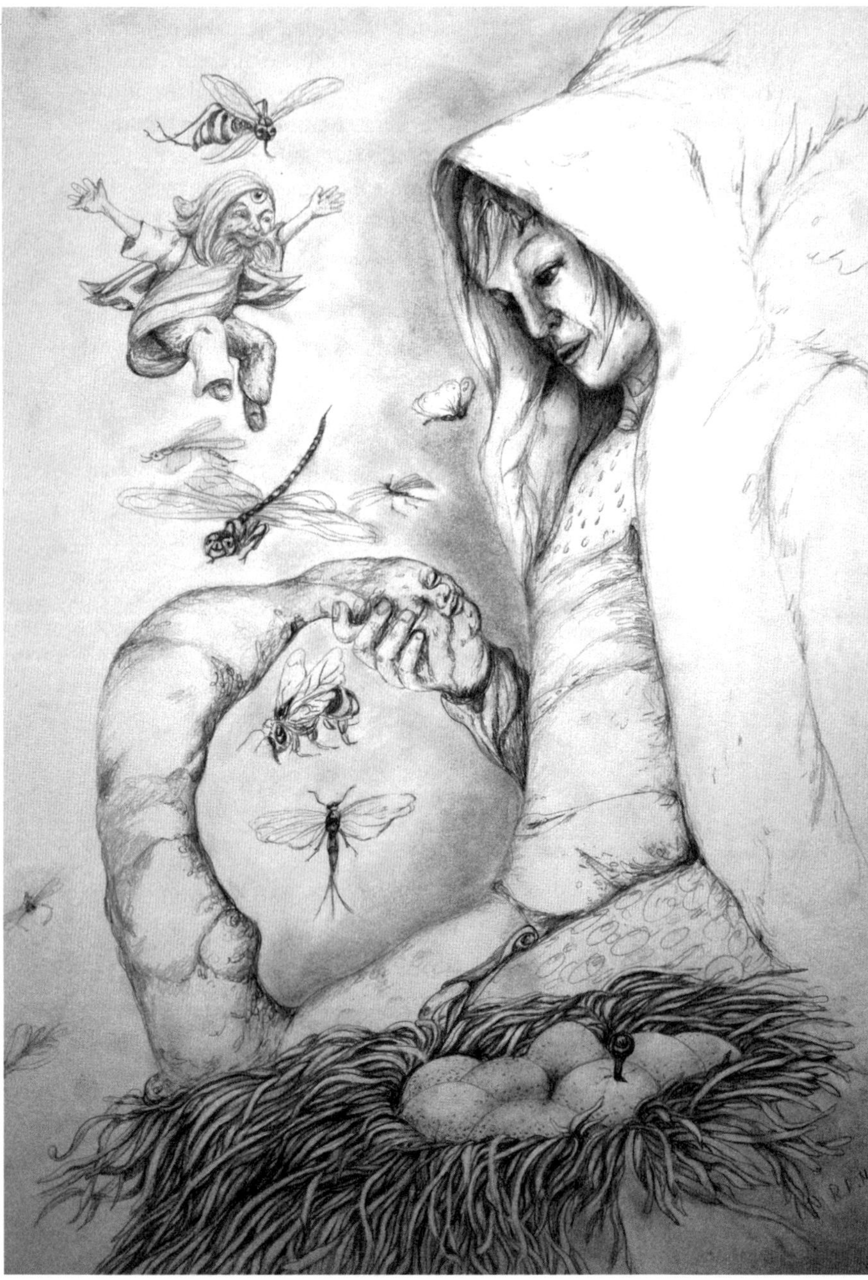

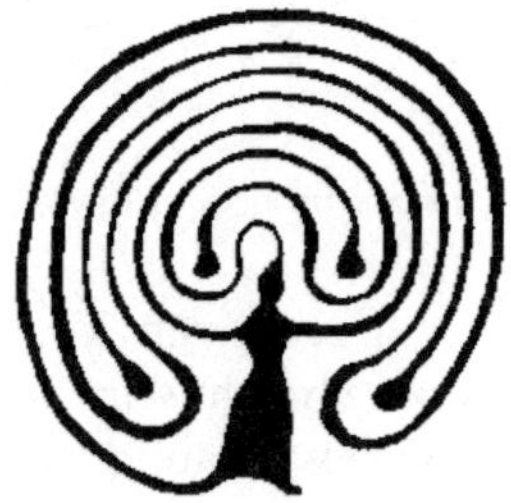

Kapitel 5
Die Natur als Lehrerin

Obwohl du innigen Kontakt zu deinen Verbündeten der Anderswelt hast, sagst du, die Natur sei deine größte Lehrerin. Was lehrt sie dich und auf welche Weise?

Die Natur schenkte mir Erkenntnisse über das Leben, seine Prinzipien, das Gesetz des Wandels und der Vergänglichkeit, Tod und Geburt, unsere anderen Verwandten, die Erde, das Wasser, das Feuer, den Wind, die Wärme, die Kälte, das Sein, das Spüren, die Sanftheit, Achtung, andere Arten der Kommunikation und, und, und.

Ich kann nur jedem Suchenden raten, sich häufig in der Natur aufzuhalten.

Auf welche Weise die Natur lehrt ist nicht immer klar, aber sie tut es. In offensichtlicher Weise macht sie dies durch den Wechsel der Jahreszeiten, die uns wie ein großes, alles umfassendes Bild die Wechselfälle unseres Lebens vor Augen führen. Der Winter zeigt uns den Rückzug der Natur und lehrt uns, auch unsere Gedanken nach innen zu kehren, während der Frühling den Aufbruch neuen Lebens zeigt, der auch uns in neue Aktivität bringt.

Auf der anderen Seite gibt es die weniger offensichtlichen Dinge. Denn warum jemand Trost durch einen Waldspaziergang erfährt, ist nicht wirklich erklärbar, aber eine für viele erfahrbare Tatsache.

Die wirkliche Realität ist in uns selbst. Die Aufmerksamkeit auf das Innere zu lenken, unserem inneren Brunnen der Weisheit Aufmerksamkeit zu schenken. Wir schenken unserem Inneren Gehör, was wir sonst nicht mehr wollen oder können, weil wir es einfach nicht mehr gewohnt sind. In der Natur allein zu sein, lässt uns völlig ungestört von jeglichen Einflüssen mit unserem Inneren Kontakt aufnehmen und daraus folgt, dass wir die besten Ergebnisse – leider – allein erzielen.

Wozu überhaupt Schamanismus, wenn uns die Natur alles Wichtige beibringen kann?

Zum einen, um Klarheit zu gewinnen. Wir sind nicht nur Seele, der von der Natur etwas beigebracht wird, sondern auch Verstand. Durch unseren Verstand sind wir häufig blockiert, weil wir uns zu ernst nehmen. Was die Natur uns schenkt, ist oftmals subtil. Wir können dadurch wachsen, jedoch nicht unbedingt verstehen. Dieses Verständnis kann aus einer Zwiesprache mit den Geistern erwachsen. Sind wir also unsicher, was unsere inneren Zustände betrifft, können wir dazu auf einer schamanischen Reise unsere Geister befragen. Ganz praktische Hinweise können wir kaum von der Natur direkt erfahren, während wir auf einem Spaziergang sind, denn die wenigsten Menschen können ganz direkt mit Bäumen oder anderen Pflanzen sprechen. Hier kommt uns ein veränderter Bewusstseinszustand zugute, welchen wir während der schamanischen Reise erfahren und die schamanische Arbeit fungiert dabei sozusagen als eine Art „Übersetzungsprogramm", welches uns die Sprache der Natur über die Geistwesen vermittelt und Klarheit gibt.

Machen uns schamanische Wege generell empfänglicher für die Botschaften der Natur?

Definitiv ja.

Wodurch geschieht das? Öffnet sich unser Bewusstsein durch regelmäßige schamanische Reisen und wird so auch im Alltag durchlässiger für die Anderswelt?

Unser Verstand ist in einer bestimmten Art und Weise festgemauert. Wir definieren unsere Welt als Einzelpersonen individuell selbst und immer wieder aufs Neue. Es kommt auch immer wieder zu Einstürzen dieser Mauern, was teilweise recht schmerzhaft sein kann. Wenn ich mich mit meinem Inneren beschäftige, lässt mich dies erkennen, dass ich eine innere Welt habe. Diese Erfahrung lässt mich auch die Außenwelt mit ganz anderen Augen sehen. Wenn ich während einer schamanischen Reise plötzlich fliegen kann oder unter Wasser atmen, so erlaube ich meinem Verstand eine ganz andere Öffnung, als dieser in der normalen Alltagswelt erhalten könnte. Mein Verstand „erlebt" die Welt als eine völlig andere und lässt dadurch immer mehr Möglichkeiten zu. Die schamanische Reise sprengt die Grenzen, die sich der Verstand im Laufe unseres Lebens zurechtgelegt hat.

Durch die Schamanische Arbeit erweitert sich unser Bewusstsein, wir erleben die Lebendigkeit hinter den Dingen. Alles ist beseelt, lebendig und das erweitert die Grenzen unserer Welt. Wir berühren die uns umgebene lebendige Ewigkeit.

Können wir nur Botschaften empfangen oder auch senden? Anders gefragt: Wie könnte eine wirkliche Kommunikation zwischen uns und der Natur aussehen?

Auf schamanische Weise kann ich mit der Natur stets innerhalb einer schamanischen Reise kommunizieren. Kommunikation geschieht in meinen Augen durch Aufmerksamkeit und Hinwendung – sei dies zu einem menschlichen Gegenüber, zu Steinen oder Pflanzen und Tieren. In der Natur kann man all seine Wünsche offen aussprechen, sollte jedoch das Gegenüber als ebenbürtig ansehen. Somit sollte ich auch einem Baum mit reinem, offenen Herzen begegnen und mich nicht dafür schämen, laut mit einem Baum zu sprechen. Solche Dinge könnten eine offene Kommunikation erheblich stören. Wir können uns in der Natur also einfach an die Regeln der Kommunikation halten, die wir auch den Menschen gegenüber walten lassen.

Kannst du sagen, was mit uns kommuniziert? Ist es der Baum selbst, sein Geist oder ein allgemeiner Naturgeist?

Es ist der Geist des Baumes, sowohl auf der schamanischen Reise, als auch in der direkten Kommunikation. Es spricht immer Geist zu Geist.

Wie können wir die wirkliche Botschaft von unserem Wunschdenken oder unserer phantasievollen Deutung unterscheiden?

Auch hier sind die besten Anzeiger dafür, wie innerhalb der Schamanischen Reisen, die eigenen Emotionen. Gerade zu Beginn können viele Menschen das eigene Ego, die starken Wünsche, kaum aus der Reise herausnehmen, wodurch wir diese eher eingefärbt erleben. Je tiefer unsere Trance geht, desto mehr ist der Verstand ausgeschaltet. Eine tiefe Trance zeichnet sich durch starke Emotionen aus und ist losgelöst vom Verstand. Das Ergebnis ist natürlich auch ein guter, wenn auch meist verspäteter Indikator. Die erfolgreiche schamanische Arbeit ist immer eine gute Bestätigung und wir werden von einer positiven Erfahrung zur nächsten immer sicherer und vertrauensvoller in unserem Tun.

Es gibt unter anderem Traditionen, in denen der Vogelflug gedeutet oder aus Tierknochen gelesen wird... Wo verläuft die Grenze zwischen Kommunikation und Aberglaube?

Aberglaube ist meistens eine Bezeichnung von anderen Menschen für etwas, dass diese von irgendwo her gehört haben, vielleicht auch ausprobierten, jedoch nicht als wirksam erfuhren. Diese Techniken funktionieren, wenn bestimmte Regeln festgelegt sind und die Geister diesen folgen können. Stark vereinfacht: „Wenn du dreimal klingelst, weiß ich, dass du es bist". Oder aber auch nach dem Prinzip des bereits beschriebenen Steinorakels.

In vielen Kulturen gibt es Tieropfer. Dabei übernehmen die Tiere eine bestimmte negative Energie aus dem Energiefeld des Kranken und werden danach getötet. Wie stehst du dazu?

Ich habe grundsätzlich eine hohe Achtung vor dem Leben. Die meisten Menschen haben Mitleid mit dem Tier, wobei hier jedoch oft zwischen einem niedlichen Tier wie einem Meerschweinchen oder einer als eklig empfundenen Zecke unterschieden wird.

Meine Einstellung hat sich bis heute dahingehend gewandelt, dass ich eine ertrinkende Fliege nicht mehr rette, weil mir die Fliege leid tut, sondern weil ich das Leben an sich achte. Ich würde sogar sagen, dass ich heute gar nicht mehr anders kann, als ein einzelnes Leben zu achten. Das bedeutet nicht, dass ich mich nun auf den Weg mache, überall ertrinkende Fliegen zu suchen und diese zu retten. Es bedeutet, dass ich das Leben einer solchen Fliege (oder jedes anderen Wesens) ganz bewusst achte, wenn ich es erlebe und erkenne, dass wir beide offenbar gerade in unserer Begegnung ein gemeinsames Schicksal haben. Sonst wäre diese Situation nicht so entstanden. Diese Achtung vor dem Leben würde mich auch daran hindern, Tiere zu opfern oder ein Leben gegen ein anderes zu „tauschen".

In der spirituellen, speziell in der schamanischen Szene erklingt oft der Ruf nach einem „Zurück zur Natur". Ist das überhaupt noch möglich?

Diesen Ruf kann ich nur befürworten, weil wir selbst Natur sind und diese auch unseren Lebensraum darstellt. Bei all dem sollte man aber nicht vergessen, dass wir nicht auf Erden sind, um uns zu quälen. Ich halte es für besser, wenn man in diese Lebensart hineinwächst, anstatt dass man sich gewaltsam dazu zwingt. Jedoch kann sich hier jeder einmal selbst fragen, ob es einem gut tut, wenn man den ganzen Winter bei 26 Grad in seiner Wohnung sitzt. Ich denke, wir können uns bemühen, näher an eine natürliche Lebensweise heranzukommen. Auf diesem Weg ist jeder kleine Schritt wertvoll.

Ein gesunder Kompromiss in diesem Zusammenhang ist der, der einem selbst gut tut und der Frage standhält: „Brauche ich dies wirklich?!" Was wir wirklich brauchen lässt sich sehr gut daran bemessen, wofür wir bei einem Dankesritual Danke sagen würden.

Das Zurückbesinnen auf die grundlegenden Bedürfnisse gibt uns sehr viel. Zum einen werden wir aufmerksamer für unsere Umwelt, zum anderen ist es unserer Gesundheit zuträglich, da wir uns vielleicht auch mal mehr bewegen müssen, als uns nur ins Auto zu setzen und loszufahren. Oder wir bekommen weniger Erkältungen, weil wir auch immer mal an die frische Luft gehen – nicht nur bei sonnigem Wetter. Wenn wir uns auch einmal mit kaltem Wasser abduschen, so reinigt uns dies energetisch stärker, als mit warmem Wasser. Es regt unseren Kreislauf an und macht einen klaren Kopf. Kaltes Wasser ist lebendig und frisch und verbraucht nicht unnötig Energie.

Ist es eine der Aufgaben des Schamanismus, den Menschen wieder mit der Natur zu verbinden?

Nicht die Aufgabe des Schamanismus, eher eine Nebenwirkung.

Man bekommt sicherlich eine andere Achtung vor Natur, wenn man sich mit ihr unterhalten hat. Der Schamanismus ist dicht verwoben mit der Natur. Damit geht sicherlich auch eine Bewusstwerdung für die Nöte der Natur einher und ein ganz anderes Empfinden zu Umweltverschmutzung und der Zerstörung von Lebensräumen. Der Schamane weiß um die Bewusstheit der Natur, ihre Beseeltheit.

Er lernt sie zu achten und weiß, dass, wenn er sie beschmutzt, er auch sich selbst und sein Zuhause beschmutzt. Alles bedingt einander.

Wie können Menschen sich allein, zum Beispiel an ihnen am Herzen liegenden Kraftorten oder aber in der vertrauten heimatlichen Umgebung, auf eine Medizinwanderung oder Visionssuche begeben und was sollten sie dabei beachten?

Da kommt mir als erstes die richtige Zeit in den Sinn. Jeder kennt den Begriff „Twilight Zone", das Zwielicht der Morgen- und Abenddämmerung. Dies sind die besten Zeiten für derlei Vorhaben, da die Trennung der Welten in diesen Momenten weniger stark ist.

Für mich als Frühaufsteher ist der junge Morgen die beste Zeit. Das bedeutet aber nicht, dass ich nicht auch in der Abenddämmerung Begeisterung finde. Auch die „Nachteulen" sollten mal den frühen Morgen nutzen. Etwaige Müdigkeit aufgrund der ungewohnten Tageszeit ist dabei eher als positiv zu werten. Sind wir müde, ist es unser Verstand auch. Wir sind dann nicht so „verkopft".

Beide Zeiten haben natürlich auch ihre eigenen Qualitäten, nämlich Neuanfang und Abschluss.

Zum zweiten der richtige Ort. Wir haben an anderer Stelle über die Qualitäten von Plätzen gesprochen und wie man sich diesen nähern kann. Für ein solches Vorhaben ist es wichtig, einen Platz zu finden, an dem Mann/Frau sich wohl fühlt. Wie Telefon und Türklingel uns zuhause aus unserer Versenkung herausreißen können, können es in der Natur Jäger und Wanderer. Ich habe ein Freizeitgrundstück gepachtet, welches mich vor derlei Störungen schützt. Dort feiere ich auch die Jahreskreisfeste. Es ist ein guter Platz, an dem ich mich geschützt fühle, meine Ruhe habe, trommeln und ganz für mich sein kann.

Wenn ich den Platz erreiche, begrüße ich ihn und erkläre mein Vorhaben. Wenn alles vorbereitet ist und ich mich eingerichtet habe, mache ich eine kleine Zeremonie. Ich rufe die Geister, erkläre auch diesen mein Vorhaben und bitte alle um Beistand und Unterstützung. Dadurch erschaffe ich einen heiligen Raum, in welchem ich mich möglichst achtsam bewege. Bevor ich wieder abreise, bedanke ich mich bei den Geistern des Ortes und allen die mich unterstützt haben. Ich lasse oft ein Geschenk als symbolisches Dankeschön dort und achte darauf, so wenig Spuren wie möglich zu hinterlassen, da ich die Welt immer nur ganz sanft berühren möchte.

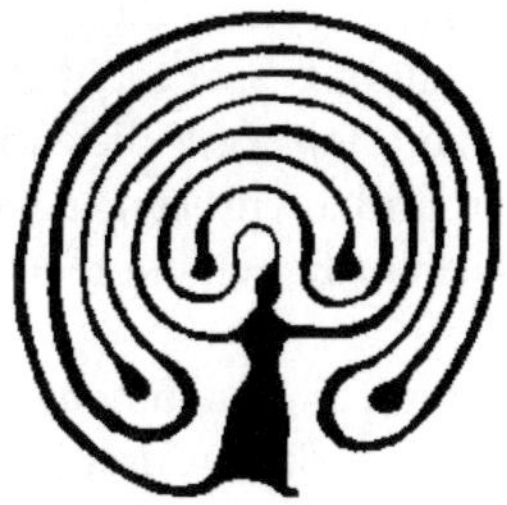

Kapitel 6
Gefahren auf der Schamanischen Reise

Gibt es Gefahren auf der Schamanischen Reise?

Wenn wir in die Obere oder Untere Welt reisen, sind wir in der *Nicht-Alltäglichen Wirklichkeit* und der Außerzeitlichkeit bei den wohlwollenden Geistern. Dort kann uns nichts geschehen. Die einzige bestehende Gefahr ist ein ungewollter Übergang ins Jenseits. Doch auch das wird nicht passieren können, weil es die Geister nicht gestatten werden. Innerhalb der *Nicht-Alltäglichen Wirklichkeit* befindet sich die Pforte zum Jenseits. Sollten wir es trotz unerlaubten Zutritts irgendwie schaffen, dort einzutreten, könnte es gefährlich werden.

Unangenehm und nicht sehr gesund ist, aus einer Schamanischen Reise herausgerissen zu werden, da man körperliche Beschwerden bekommen kann. Man sollte also eine gewisse Ungestörtheit sicherstellen, bevor man sich auf eine Reise begibt. Ansonsten besteht die Gefahr eigentlich nur in der Annahme, dass wir in der Oberen und Unteren Welt sind, jedoch noch in der Mittelwelt verweilen.

Können wir uns in der Anderswelt verirren? Zumindest geistig verirren?

Nein, wir können uns nicht verirren.

Warum kann Schamanisch Reisen für jemanden nicht das „Richtige“ sein? Welche Menschen sind speziell gefährdet und sollten gar nicht oder nur unter erfahrener Aufsicht reisen? Welche Gefahr(en) besteht(en)?

Menschen mit dissoziativen Persönlichkeitsstörungen, Schizophrenien zum Beispiel, sollten besser nicht reisen, da es zu erneuten Schüben kommen kann. Ich weiß dies aber nur aus Berichten anderer Praktizierender und nicht aus meiner persönlichen Erfahrung, da ich es noch nicht bei einem meiner Teilnehmer erlebt habe.

Menschen, die Medikamente einnehmen, können ebenfalls eher gefährdet sein, wobei dies stark von den jeweiligen Medikamenten oder einer kombinierten Medikation aus mehreren Medikamenten abhängt und unklar ist, welche Wirkungen diese jeweilige Mischung hat. Möglicherweise sehen diese Menschen während der Reise Dinge, die nicht da sind und können dadurch natürlich verängstigt oder verwirrt werden.

Depressive Menschen können ohne Probleme Schamanische Reisen machen. Bei vielen Menschen haben die Reisen stark dazu beigetragen, die Depressionen zu beseitigen oder zumindest zu lindern. Gut wäre hier jedoch, wenn die Schamanischen Reisen bereits vor einer Medikation mit Anti-Depressiva stattfinden, um eine Wechselwirkung wie gerade eben beschrieben ausschließen zu können. Eine Schwangerschaft ist übrigens ebenfalls kein Problem. Die Schwangeren, die bei mir Seminare besucht haben, waren einhellig der Meinung, dass ihre Erfahrungen bei der schamanischen Arbeit tiefer und die Verbindung zum Ungeborenen besser wurden. Sie meinten auch, dass Schwangerschaft und Geburt Tore der Wahrnehmung öffnen. Der bessere Ansprechpartner zu diesen und anderen Frauenthemen ist aber meine Frau, die ebenfalls Schamanisch Praktizierende ist und sich mit diesem Thema ausführlich beschäftigt hat.

Gibt es Wesen in der Anderswelt, die uns nicht freundlich gesinnt sind? Was können diese uns antun? Und wie können wir uns vor etwaigen Angriffen schützen?

Die einzigen hier zu nennenden Wesen, die ich kenne, sind die hängengebliebenen Seelen und die Elementargeister. Über die hängengebliebenen Seelen hatten wir bereits gesprochen. Wenn sie das Gefühl haben, dass man ihnen Schutz, Stärke oder Halt in irgendeiner Form geben kann, hängen sie sich an einen und bleiben. Manchmal reicht es dazu sogar aus, dass man einfach nur leuchtet. Menschen, die sehr feinfühlig sind, spüren so etwas. Sie wachen nachts auf und spüren, dass gerade ein Verstorbener durchs Zimmer geht. Viele fragen sich, was das zu bedeuten hat und wieso derjenige nun ausgerechnet zu ihnen kommt. Oftmals werden diese Geister nur durch das spezielle Leuchten dieser Menschen angezogen.

Sie strahlen ein anderes Leuchten, das sich aus der Hellhörigkeit, Hellfühligkeit oder Hellsichtigkeit speist. Dies zieht die Geister an, weil sie sich dadurch Hilfe versprechen, aus ihrer jeweiligen Situation herauszukommen.

Menschen, die zu Lebzeiten große Macht und Einfluss hatten und das nun als hängengebliebene Seele vermissen, könnten jemanden, der z.B. mit einem Witchboard herumexperimentiert, als willkommene Gelegenheit ansehen, um wieder Einfluss zu haben. Oder es kommt zu einer Besetzung, wobei es verschiedene Abstufungen gibt. Es gibt diejenigen Seelen, die einem so lange hinterherlaufen, bis sie etwas Besseres finden oder von jemandem hinübergeleitet werden und die, die auf einem sitzen oder an einem hängen, Alpdruck zum Beispiel, und die dann durch Extraktion entfernt werden. Die schlimmste Form ist die, wenn sich die Wesen in einen hineinsetzen, was jedoch nur geschehen kann, wenn man selbst auch eine Lücke hierzu bietet, durch die ein Wesen eindringen kann. Wir sprechen hier aber von Ausnahmesituationen, die zudem nur dann eintreten, wenn unser System unvollständig ist. Das menschliche System, das vollständig sein muss, um geschützt zu sein, vergleiche ich immer gern mit einem Gemüsegarten, der von einem kleinen Zaun umgeben ist. Fehlt eine Latte in diesem Zaun, so kann der Hase hinein und frisst die Karotten. Ist der Zaun intakt und es fehlt nichts, so kann der Hase nicht hineinkommen. Unsere Ur-Ahnen, die Germanen und auch die Völker Skandinaviens haben auch unsere Familie oder Sippe mit einem solchen Zaun verglichen, dem eine Latte fehlt, wenn ein Mensch verstorben ist. Diese Ahnen haben bei einem solchen Todesfall erst einmal laut und kräftig gefeiert. Sie luden viele Menschen ein und veranstalteten ein riesiges Fest, um den „bösen Mächten und Geistern" zu zeigen, dass sie trotz allem immer noch froh, glücklich und stark seien, auch, wenn sie nun diese Lücke im Zaun hätten. Der Glaube daran, den Geistern vorgaukeln zu müssen es sei alles in Ordnung, auch wenn ein Mensch aus der Mitte herausgerissen wurde und nun fehlt, hat sich sehr lange gehalten. Dieses Bild des intakten Zaunes oder eines geschlossenen Kreises hat sich nicht nur auf Menschen bezogen, sondern auf alles, was die Sippe angeht. Zum Beispiel hätte man damals einen Hund rituell in den Kreis der Sippe eingeführt und nicht „nur" aus dem Tierheim geholt. Jedes neue Tier wurde früher rituell in den Kreis der Familie eingeführt, damit es Teil des energetischen Kreises wurde und dazugehörte. Wurde ein Tier dann verkauft, musste es genauso sorgsam wieder aus dem Kreis herausgenommen werden. Es gab sehr viele solcher speziellen Rituale. Eine neu erworbene Kuh musste zum Beispiel dreimal um das Haus herumgeführt werden und aus dem Schoß der Hausherrin Stroh essen, um in den Kreis aufgenommen zu sein. Wurde eine solche Kuh gestohlen oder starb sie, so entstand dadurch ebenfalls eine Lücke im Zaun.

Innerhalb des Energiesystems eines einzelnen Menschen, wird eine wie auch immer entstandene Lücke in den meisten Fällen durch das Krafttier „gefüllt". Sollte es aber einen Krafttier- oder Seelenverlust gegeben haben, so kann etwas anderes diese Lücke füllen, was Gefahr mit sich bringt. Was kann das sein? Und gibt es auch andere Wege, diese Lücke zu füllen oder zu schließen?

Als neugeborenes und physisch noch nicht ganz vollständiges Kind, benötigen wir Menschen eine positive Kraft, die uns in unserer Unvollständigkeit beschützt. Diese Aufgabe übernimmt ein Krafttier. Auch durch den Verlust dieses Tieres kann also, genau wie durch einen Seelenverlust, eine Lücke entstehen. Ist ein Kind ausgewachsen und alles hat sich physisch vollständig entwickelt, so ist diese positive Kraft, die eine Lücke füllte, nicht mehr notwendig. Das Krafttier begleitet einen Menschen dann als Schutzgeist durchs Leben. Wenn ein Teil unserer Lebenskraft verloren geht, haben wir eine Lücke im System, unsere Lebenskraft ist abgesunken, wir sind geschwächt. Menschen, denen eine Seele verloren gegangen ist, sprechen von einer inneren Leere und von Verlust. Verlust von Eigenschaften, die sie einmal besaßen oder von denen sie wissen, dass andere sie haben. Manchmal ist ein Rückschluss von den verlorenen Eigenschaften auf das Trauma möglich, welches zum Verlust der Seele geführt hat. Einem unbewussten Drang folgend, möchten wir diese Leere in uns füllen. Manche Menschen versuchen diese Lücke durch Alkohol, Drogen, Sex, Konsum oder andere Süchte zu füllen. Gerade in der heutigen Zeit ist die Kaufsucht ein großes Thema und nicht wenige versuchen sich immer wieder neue materielle Freuden zu verschaffen. Nach kurzer Zeit ist die Freude jedoch verflogen und es muss etwas Neues gekauft werden. Eine andere mögliche Reaktion auf diese Leere kann sein, dass wir uns zu Menschen hingezogen fühlen, die uns als eine Art Retter erscheinen. Menschen die uns stark und voller Lebenskraft erscheinen und uns dadurch Heil, Schutz und Geborgenheit versprechen. Manchmal klammern wir uns dann an solche Menschen und entziehen ihnen damit einen Teil ihrer Kraft. Oder wir entwickeln einen übermäßigen Schutzinstinkt, z.B. unserem Kind gegenüber und lassen ihm kaum Raum zum Leben. In diesem Fall stutzen wir die Lebenskraft unseres Kindes zurecht. Die meisten kennen das aus Film und Literatur, die Mutter und das Muttersöhnchen. Geschichten meist zum Schmunzeln, mit nicht ganz so lustigem Hintergrund. Ein Mensch mit Seelen- oder Krafttier-Verlust wird eher krank als andere. Um diese Lücke, die innere Leere zu füllen, braucht es die Seele, die verloren ging. Nur die eigene Lebenskraft kann uns wieder vollständig machen. Fatalerweise helfen all die anderen Versuche nicht, die Lücke zu füllen. Ich frage mich, ob uns unser Schutzgeist, falls noch vorhanden, vor schädlichen Einflüssen wie Krankheiten schützt, aber machtlos gegenüber unseren Versuchen ist, die Leere zu füllen.

Wie merke ich überhaupt, dass ich einen Seelenverlust erlitten habe? Wie mache ich mir die Lücke bewusst? Geht das nur durch entsprechenden Leidensdruck?

Es gibt verschiedene Symptome, die mit dem Verlust eines Seelenteils einhergehen können. Dazu gehören chronische Erkrankungen, Verlust der kindlichen Freude, sich öfters neben sich stehend fühlen, das Gefühl der inneren Leere, Erinnerungslücken, Süchte, das wiederholte Aufsuchen bzw. Erschaffen von leidvollen Situationen.

Doch selbst wenn alle Symptome zutreffen, sollte man es allein den Geistern überlassen, was zu tun ist. Sie wissen, was sie sehen, wir sehen nur, was wir wissen.

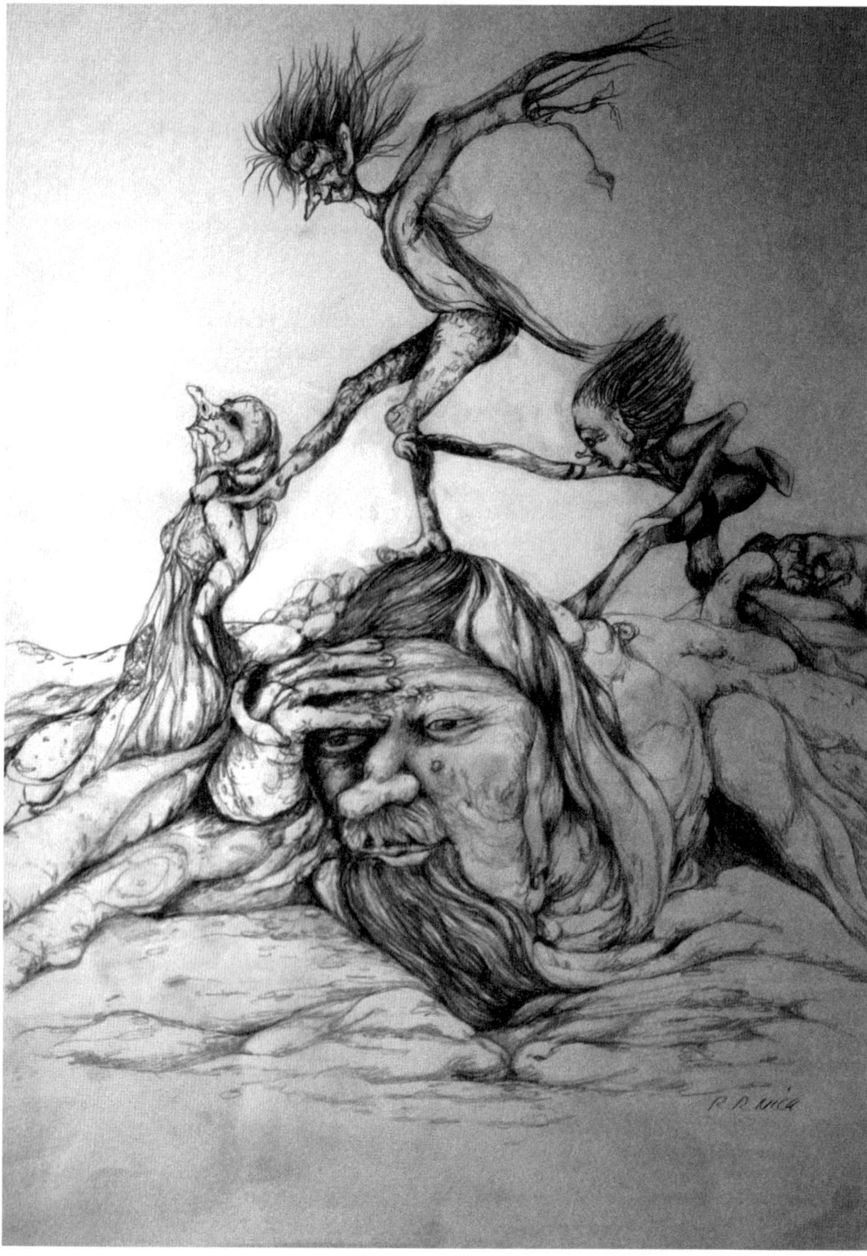

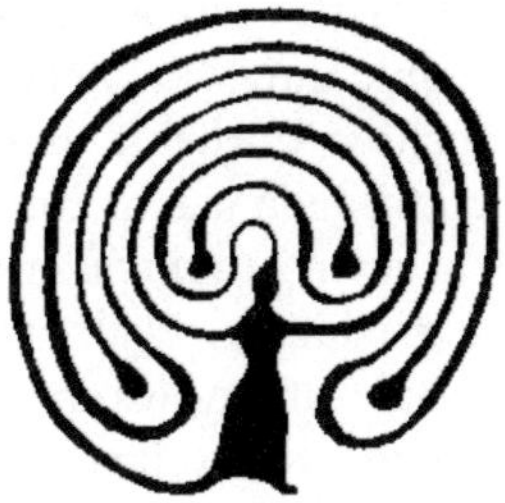

Kapitel 7
Zeremonien & Rituale

Für dich kann ein Ritual einen „Schalter“ setzen. Was bedeutet „Schalter“ hier? Kannst du Beispiele dafür nennen?

Mit dem Schalter meine ich eine symbolische Verknüpfung, die dazu führt, dass uns etwas in Fleisch und Blut übergeht, wodurch Veränderungen im Körper beschleunigt werden. Wir hatten zu Beginn darüber gesprochen, dass die *Nicht-Alltägliche Wirklichkeit* oftmals nur einen Hauch von uns entfernt ist und wir sie deswegen nicht sehen oder uns nicht genügend mit der Umwelt verbunden fühlen, weil wir durch die Betriebsamkeit des Alltags und unsere Gedankenströme zu sehr abgelenkt sind, als dass wir in diesen Augenblicken Sinne für das Feinstoffliche hätten. Den Schalter kann man nun dazu verwenden, den Körper durch Gewöhnung schneller dazu zu bringen, in einen bestimmten Zustand zu kommen. Wenn wir mal bei dem Beispiel der Gedankenströme und dem betriebsamen Alltag bleiben, so benötigen wir vor Beginn einer Schamanischen Reise oder einer Zeremonie Ruhe und einen klaren Geist, um gut mit unserer Arbeit beginnen zu können. Ich könnte ein ganz bestimmtes Lied vor meiner Arbeit singen, eine Kerze anzünden oder räuchern. Wenn ich dies immer direkt vor der Arbeit tue, so erkennt mein ganzer Körper und mein Geist, dass jetzt gearbeitet wird und es darum gilt, sich zu fokussieren. Dadurch geht alles entsprechend schneller, da das ganze Körper-Geist-System sich an diesen Schalter gewöhnt und mit ihm schneller in einen anderen Zustand umschalten kann. Ein weiteres Beispiel ist die Trance, die eine ganze Weile benötigt, um in uns aufzusteigen. Wir können diesen Prozess mit den eben beschriebenen Mitteln ähnlich beschleunigen. Unser ganzes Wesen gerät durch einen gesetzten

Schalter einfach schneller in die Startlöcher. Innerhalb der Traumforschung gibt es eine Empfehlung für Menschen, die sich gern an ihre Träume erinnern möchten, es aber nicht tun. Man benutzt eine Handlung, die man jeden Morgen macht, zum Beispiel Zähne putzen, um sich jedes Mal an einen Traum zu erinnern und diesen von Anfang bis Ende zu rekapitulieren. Egal, ob dieser nun Jahre zurückliegt oder nur eine Nacht. Irgendwann wird sich unser Körper von selbst daran erinnern und wir stehen vor dem Spiegel und uns fällt beim Zähne putzen der Traum der letzten Nacht ein.

Wozu dient ein Ritual noch?

Es gibt verschiedene Rituale. Mein liebstes, welches auch oft von den Geistern an Menschen weitergegeben wird, ist die Danksagung. Einfach morgens den Tag begrüßen und sich bewusst machen, dass der Tag, den man jetzt beginnen sieht, einmalig ist und es ihn noch nie zuvor gegeben hat, er ganz neu ist. Hat man sich dies bewusst gemacht, kann man sich bedanken, dass man diesen Tag erleben darf und für alles danken, was einem sonst gerade wichtig erscheint. Ich glaube, der Grund, dass dieses Ritual jetzt immer öfter von den Geistern weitergegeben wird, ist, dass viele Menschen nicht wissen, was sie mit ihrem Leben anfangen können, vieles im Leben vermissen oder über ihre persönliche Situation unglücklich sind. Wenn sie morgens danke sagen, müssen sie zwangsläufig an die Dinge denken, für die sie dankbar sind, die ihnen Freude machen und die ihnen aufzeigen, was im Leben schon alles gut gelaufen ist. Das führt sie heraus aus einer pessimistischen Lebensweise, in der mehr und mehr das Bewusstsein auf die Mängel gerichtet wird, bis irgendwann nur noch alles Mangel ist. Das kann man abwenden, indem man das Bewusstsein wieder auf all das Positive lenkt, für das man sich bedanken kann. Zudem macht man sich Gedanken über das Leben und macht sich die Dinge bewusst, die einem wirklich wichtig sind.

Andere Rituale, wie Heilrituale, dienen der Erweckung der Selbstheilungskräfte und lösen Traumata. Zum Finden neuer Wege kann man wunderbar das Vollmond-Ritual aus Sun Bears Medizinrad machen, das ich selbst viele Jahre lang gemacht und vielen Menschen weitergegeben habe. Es holt verdrängte Themen nach oben, damit man diese bearbeiten kann oder zeigt einem verborgene Fähigkeiten auf, die man in sein Leben integrieren sollte. Es gibt Schutzrituale und auch Heilrituale, die eher auf größere Zusammenhänge gerichtet sind. Bei diesen richtet man seinen Blick auf die vielen Menschen, Tiere oder Pflanzen, die unter einer Naturkatastrophe leiden und man könnte es auch als ein Gebetsritual sehen. Es gibt Initiationsrituale und Übergangsrituale. In der ehemaligen DDR gab es die sogenannte Jugendleite. Das war ein Ritual für die Gestaltung des Übergangs vom Kind zum Jugendlichen- und Erwachsenenalter. Ich war ganz erstaunt und erfreut, dass es dort noch solche Übergangsrituale gab, zumal es hier gänzlich abhandengekommen zu sein scheint. Viele Soziologen und Psychologen sind der Ansicht, dass man das unserer Gesellschaft auch anmerkt. Viele Erwachsene, viele Eltern stecken selbst noch in den Kinderschuhen. Manch ein Wissenschaftler behauptet gar, dass wir auch deswegen kindgerechte Nahrung bevorzugen, also Fischstäbchen, Pommes, Hamburger, alles, was fein und klein geschnitten ist. Erwachsene können scheinbar auch immer weniger Verantwortung übernehmen und als Elternteile eher den Wunsch haben, von ihren Kindern geliebt zu werden, als diese zu erziehen oder auf das Erwachsenendasein vorzubereiten. All das sind möglicherweise Folgen fehlender Übergangsrituale. Dann gibt es noch Jahreszeitenrituale, welche mit den Mondfesten beginnen, über die vier Jahreszeiten, die Sonnenwendfeiern, Tag-und-Nacht-Gleichen und die vier weiteren Hohen Feste. In erster Linie spüre ich bei diesen Ritualen, dass ich mit feineren Energien verbunden bin, mit den Geistern und höheren Kräften, wie immer man das nennen mag. Dementsprechend ändert sich meine Schwingung, was sich dann wiederum auf mich sehr positiv auswirkt. Dann mache ich mir bewusst, was gewesen ist und was noch kommen wird, damit das Leben nicht einfach an mir vorbeizieht. Diese Jahreszeitenrituale können uns dabei helfen, dass uns unser Leben nicht einfach durch die Finger rinnt, da wir in relativ kurzen Abständen immer wieder unser Leben rekapitulieren und uns unserer selbst bewusst werden können. Im Kreise seiner Familie oder anderer Gleichgesinnter ist das sehr schön und sozial unglaublich wertvoll, bildet einen starken Kreis und eine starke Gemeinschaft.

Was geschieht mit Menschen, die an einem Ritual teilnehmen?

Generell sind sie Teil des Kreises. Wenn ein Ritual stattfindet und geräuchert wird, entsteht ein heiliger Raum und alle, die teilnehmen, sind in diesem heiligen Raum. Dieses Heilige wird erfahren, gespürt und verinnerlicht. Alle Menschen bekommen und geben etwas, es fühlt sich gut an, in Verbindung zu stehen.

Können wir Rituale neu beleben? Viele Rituale sind ja aus dem Volksglauben verschwunden bzw. ihr Sinn ist kaum noch jemandem zugänglich…

Ich halte es nicht für nötig, alte Rituale neu zu beleben, vielmehr sollte man sich darauf verlassen, dass in Zusammenarbeit mit den eigenen schamanischen Helfern Rituale entstehen und uns beigebracht werden, die, weil auf uns zugeschnitten, wesentlich effektiver sind.

Die Sami, eine den Polarkreis bewohnende Nomadenkultur wurde seit Jahrhunderten durch Missionare und andere genötigt, ihre Kultur aufzugeben. Im russischen Teil ihres Gebietes, genannt Kola Peninsula, gipfelte diese Missachtung einer Lebensart in den 1930ern. Dort wurden die Herden der Sami konfisziert und Reservate gebildet, welche von den Sami unter Androhung von Gefängnis oder auch der Todesstrafe nicht verlassen werden durften. Ihre Sprache, die schamanische Praxis, das Schlagen der Trommel wurden verboten. Im skandinavischen Teil war es ähnlich. Die Rentierwanderungen sollten eingeschränkt, ihre Gesänge, das Verwenden der Schamanentrommel und jede schamanische Praxis verboten werden. Da die Sami und ihr Überleben von eben diesen Wanderungen abhängig waren und ihr Überschreiten der gesetzten Grenzen mit Gefängnis bestraft wurde, war ihre Kultur dem Untergang geweiht. Im Jahr 2004, als es leichter war den Osten zu bereisen, wurde Jonathan Horwitz (*center for shamanic studies*) von den russischen Sami eingeladen. Diese Arbeit zur Rückverbindung mit ihren Ahnen sowie ihren schamanischen Wurzeln war über die Maße erfolgreich und berührend.

Das tiefe Wissen einer Kultur ist in den Ahnen weiterhin lebendig und kann niemals ganz verloren gehen, da wir es im Kontakt mit den Ahnen stets wiederfinden und erlernen können. Wir benötigen daher auch keine anderen schamanischen Kulturen, wir können immer auf unsere eigene zurückgreifen und diese leben. Dazu benötigen wir keine Rituale anderer schamanischer Kulturen, denn die Geister sind überall, so auch hier. Wir in Mitteleuropa haben schon seit sehr langer Zeit keine Stammeskultur mehr, wir sind von so vielen Völkern durchzogen worden, dass in uns eine Kulturenvermischung stattgefunden hat und nichtsdestotrotz kann ich mich hinlegen, meine Augen schließen, die Geister rufen, mit ihnen sprechen und schamanisch arbeiten. Das zeigt mir, dass Schamanismus zeitlos ist und es auch nicht davon abhängig ist, ob ich in meiner Verwandtschaft oder meinem Stamm Schamanen hatte. Ich kann bei einem Inuit, einem Peruaner oder einem guten schamanischen Lehrer in Deutschland lernen. Das alles spielt keine Rolle. Der Geist weht, wo er will.

Kann uns die Anderswelt Hinweise auf neue wie auch alte Rituale geben?

Ja. Wenn ich mich auf die Suche mache und meine Geister gefunden habe, dann übernehmen die Geister die Ausbildung. Es bedarf eigentlich keinerlei Kurse mehr, da die Geister uns alles zeigen können, was wir benötigen, wenn die Zeit reif ist. Im Prinzip ist nur ein Basis-Seminar nötig und wenn der Kontakt steht, müssen keine weiteren Seminare folgen, da die Geister uns lehren. Nichtsdestotrotz habe ich viele Seminare auch mehrfach besucht, sie haben mir sehr viel gebracht und ich hatte sehr viel Spaß dabei. Hinzu kommt, dass man nicht ohne Grund schamanisch reisen sollte. Die jeweilige Intention ist wichtig. Wenn man also mit sich allein ist, wird es schwierig die nötige Praxis, die schamanische Arbeit betreffend zu erlangen. Dazu braucht es nun einmal Übung.

Ich selbst weiß nicht, wo ich mich mehr beheimatet fühle. Freunde von mir fühlen sich sehr zum Osten hingezogen und andere zum Norden, diese sind sogar bereits ausgewandert, weil sie sich dort viel mehr zuhause fühlen als hier. Wir alle haben verschiedene Wurzeln in uns und ich glaube, es ist sehr schwierig, den einen, in uns beheimateten Schamanismus zu finden, weil wir oft nicht einmal genau wissen, was Heimat ist und wo diese zu finden ist. Zeigt mir ein südamerikanischer Indio eine Methode zum Schutz, so kann ich mich damit vielleicht identifizieren oder eben auch nicht. Wenn ich jedoch einen kulturell losgelösten Schamanismus praktiziere, den Kontakt zu meinen Geistern herstelle, intensiviere und pflege und dann auf einer Reise nach einem Schutzritual fragen und vielleicht sogar die gleiche Methode gezeigt bekomme, wie sie der südamerikanische Indio verwendet, oder etwas ganz anderes – dann wird es in jedem Fall auf mich persönlich zugeschnitten sein, das heißt, es ist der für mich beste Weg, um mich zu schützen. Zudem habe ich es mir mit Hilfe meiner Hilfsgeister selbst entwickelt, weswegen ich mich damit auch wesentlich besser identifizieren kann.

Was ist wichtig, wenn wir für uns Rituale gestalten wollen? Sowohl allein zuhause, als auch in der Gruppe – speziell als Zeremonienleiter/in?

Bei all meinen Ritualen baue ich zu allererst den Altar auf. Das ist in meinem Fall ein Tuch, auf das ich eine Kerze und eine Räucherschale stelle, sowie mein Werkzeug, das ich für die Zeremonie benötige. Dazu unter Umständen eine Opfergabe, wenn es sich um ein Ritual des Dankes handelt. Handelt es sich um ein Heilritual für einen anderen Menschen, der leider nicht zugegen sein kann, so findet auch dessen Foto seinen Platz auf diesem Tuch. Nach dem rituellen Aufbau des Altars reinige ich mich mit z. B. weißem Salbei. Dann rufe ich die Geister herbei und erzähle allen Kräften, die ich eingeladen habe, warum ich da bin und welches Ziel das Ritual hat. Erst dann beginnt das eigentliche Ritual. Ich führe also durch, was ich vorhatte und den Geistern auch zuvor so bekanntgegeben habe. Danach bedanke ich mich bei ihnen, dass sie da waren und mich mit ihren Kräften unterstützten und entlasse sie wieder. Ich schließe das Ritual schlussendlich durch das Löschen der Kerze und zünde zum Dank noch ein Räucherstäbchen an, das ich bis zum Ende abbrennen lasse. Das ist jetzt ein ganz allgemeiner Aufbau und zeigt die grundlegenden Vor- und Nacharbeiten. Was immer ein Mensch als Ritual machen möchte, kann dieser Mensch tun und in diesen Ablauf hinein gestalten. Ich bitte jeden sich hierzu keinen Text aufzuschreiben oder auswendig zu lernen! Sprecht alle aus dem Moment heraus, lasst euer Herz sprechen. Alles Erlernte oder Gelesene ist nicht frei und entsteht nicht aus dem Moment. Euer Herz und dessen Worte werden zu den Geistern durchdringen, wenn es wahrhaft sprechen darf. Auch wenn diese Art der Herangehensweise vielleicht „Fehler" im Text haben wird, ihr ins Stottern kommt oder euch kurz verhaspelt, das spielt alles keine Rolle – es wird authentisch und wahr sein. Auch hier wäre es gut, sich einen Schalter zu setzen, bei dem das ganze Sein weiß, dass nun ein Ritual beginnt und alles wach und gänzlich anwesend im Hier und Jetzt agieren kann.

Als Ritualleiter ist es wichtig, die Teilnehmer vorher wissen zu lassen, welche Punkte das Ritual beinhalten wird, ihnen also einen gewissen Ablaufplan zu geben. Es sei denn, dieser würde sich aus dem Ritual selbst erklären. Es ist auch wichtig, dass der Ritualleiter wirklich leitet und zwar ohne Widerworte. Man leitet sein Ritual so, wie man es sich gedacht hat und wer damit nicht einverstanden ist, dem steht es frei, beim nächsten Mal einfach nicht mehr wiederzukommen. Während des Rituals sollte keiner der Teilnehmer den Kreis verlassen und auch keine Vorschläge, Einwände oder sonst irgendetwas bringen. Man kann sich vorher überlegen, ob man mitmachen möchte und wenn man sich dazu entschieden hat, dann sollte man in Kauf nehmen, all das mitzumachen, was der Ritualleiter anleitet. Es steht einem wie gesagt völlig frei, nicht mehr wiederzukommen oder selbst Termine anzusetzen, zu denen man dann ein Ritual auf seine eigene Weise anbietet. Ebenfalls ist es wichtig, sich gut zu überlegen, ob man eine Zeremonie zeitlich durchhalten kann, da eine Zeremonie nicht unterbrochen werden darf und keiner den Schutzkreis verlassen sollte, weil er zum Beispiel Durst hat oder zur Toilette muss. Hat eine Zeremonie begonnen, so sollte keiner den Raum oder den Ritualplatz verlassen, keiner sollte aus dem Schutzkreis hinaustreten. Dies geschieht im Interesse der Gruppe und auch im Interesse desjenigen selbst.

Muss das Ritual immer auf genau gleiche Weise durchgeführt werden?

Nein. Lieber alles intuitiv aus sich selbst kommen lassen, als vorgefertigt. Wenn ein Ritual immer genau gleich abläuft und die gleichen Worte fallen, befinde ich mich wieder auf der Ebene des Auswendiggelernten und alles kommt eher vom Kopf als vom Herzen. Für mich kann kein Ritual wie das andere sein, genau wie auch jeder einzelne Tag ein einmaliger ist, für mich und den Rest des Universums.

Gibt es kleine Alltagsrituale, die du empfehlen kannst, um uns immer stärker in der schamanischen Arbeit zu verwurzeln?

Da wäre als erstes das Dankes-Ritual zu nennen, das ich zuvor bereits erwähnt habe. Den wirklichen Umfang der Wirkung eines solchen Rituals erfährt man erst, wenn man es selbst eine Zeit lang probiert hat. Ansonsten empfehle ich wöchentlich, alle zwei oder drei Wochen, wie man es eben kann, den Kontakt zu den Spirits durch die Schamanische Reise oder noch besser durch den Krafttiertanz zu intensivieren.

Ich habe zum Beispiel eine Zeit lang magische Rituale erprobt. Rituale sind an sich ein sehr großes Thema. Innerhalb der magischen Arbeit gibt es zwei unterschiedliche Pfade. Der eine Pfad ist der Weg des Willens. Das bedeutet, ich unterdrücke willentlich alles in mir, was mir nicht zum besten Menschsein gereicht, alles andere fördere ich in mir. Das ist ein sehr wirkungsvoller Weg, mit dem ich auch zu einem hohen Ziel kommen kann, jedoch auch ein gefährlicher Weg. Wenn ich nur einmal hadere oder zaudere, stürzt die gesamte bis dahin aufgestaute Energie auf mich ein. So kann ich hinterher schlechter dran sein, wie vor der Beschreitung dieses Weges und meiner Erkenntnisse auf ihm. Der andere Pfad ist der Weg der Hingabe. Auch dieser Weg funktioniert sehr gut, da man lernt das Ego aufzugeben. Diesen Weg gehen zum Beispiel Priester, die sich ganz Gott hingeben und jeden Tag nur für ihn leben und arbeiten. Irgendwann wird man auf diesem Weg auch einem erleuchteten Wesen begegnen. Die Gefahr besteht darin, dass man sich dann diesem leuchtenden Wesen unterwirft, weil man es für Gott hält, für den man schließlich die ganze Zeit betete, lebte und wirkte und nun meint endlich angekommen zu sein. Die Mystiker sagen, dass man jedoch genau an diesem Punkt weitergehen und erkennen sollte, dass dieses leuchtende Wesen ein Teil des eigenen Selbstes ist. Diese Erkenntnis führt dazu, dass wir weitergehen und immer neue Wesen treffen. Beide Pfade enthalten eine gewisse Gefahr und man kann sicherlich auch einen Mittelweg gehen, der sich teilweise aus Willen, teilweise aus Hingabe speist. Ich erprobte also eine Zeit lang den Weg der Magie, der ein Weg des Willens ist, auf dem es darum geht Dinge zu beherrschen, die Geister, die Natur und die Elemente zu beherrschen. Dieser Weg liegt mir jedoch nicht. Ich stellte fest, dass vorgefertigte Rituale, bei denen ich bestimmte Tore mit bestimmten Worten öffnen oder bestimmte Wesenheiten in vorgefertigter Reihenfolge anrufen sollte, für mich keinerlei Substanz hatten. Ich fand heraus, dass die Rituale eine viel größere Wirkung hatten, wenn alles, was ich sagte, direkt meinem Herzen entstammte. Dies lehre ich auch heute meine Seminarteilnehmer. Sprecht direkt aus dem Herzen heraus, egal, ob ihr euch verquasselt, sich etwas komisch anhört, nicht zueinander passt, konfus ist oder der Satz nicht wunderbar klingt, die Leute euch vielleicht komisch anschauen – es spielt keine Rolle! Wenn es direkt aus euren Herzen kommt, dann ist es kraftvoll.

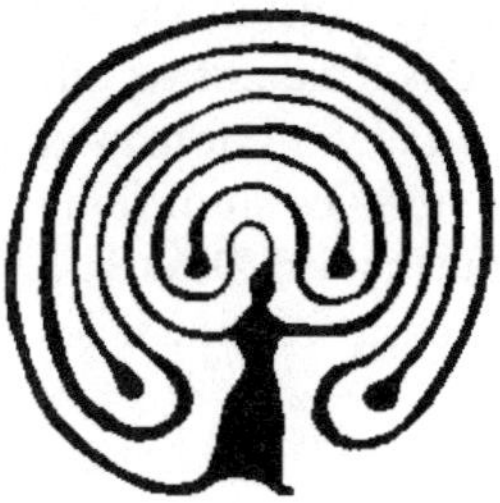

Kapitel 8
Kinder & Schamanismus

Ist es sinnvoll, eine Zeremonie oder ein Ritual für ein Neugeborenes abzuhalten? Was würdest du frischgebackenen Eltern raten, die in der heutigen Zeit ein spirituell durchwebtes Leben führen möchten?

Die Geburt, der Tod, die Lebensleite und andere Zeitpunkte, sind wichtige Momente, an denen ein neuer Lebenszyklus, etwas Neues beginnt. Die Geburt ist, genau wie der Tod, einer der tiefgreifendsten Lebensübergänge, die man sich vorstellen kann. Natürlich gibt es die Möglichkeit zu allen Übergängen Zeremonien und Rituale zu gestalten. Wir kennen zur Feier einer Geburt die Taufe innerhalb der Kirche, jedoch hat das Ritual der Taufe bereits sehr lange vor der Kirche existiert. Diese Taufe ist ein Segnen des Kindes, eine Bitte an die Geister und Wesenheiten, dem Kind wohlwollend gegenüber zu sein, es zu schützen und zu fördern. Auch eine Hochzeit oder eine Beerdigung ist für mich nichts anderes. Es geht immer darum, die Geister um ihren Segen und Beistand zu bitten. Wenn man die religiöse Prägung beiseitelässt, so würde ich es immer so gestalten, dass ich die Geister rufe und ihnen das Kind erst einmal vorstelle. Danach würde ich sie bitten, diesem Kind im Leben unterstützend beizustehen, es in allem zu fördern, was ihm gut tut und es zu beschützen. Das ist sehr wirkungsvoll. Die Taufen und Hochzeiten, die ich bisher zelebriert habe, wurden von den Teilnehmern stets als kraftvoll empfunden. Es waren auch Menschen darunter, die die zuvor geborenen Kinder hatten kirchlich taufen lassen und die die Segnung der Spirits und die Zeremonie, die ich gestaltet hatte viel runder empfanden, viel stimmiger. Die Anwesenden berichteten auch davon, dass sie in dem Moment, in dem ich die Geister gerufen und ihnen das Kind vorgestellt habe, einen Luftzug oder eine Kraft spürten, sie Wildtiere sahen oder einen Schmetterling, der auf das Kind zuflog oder gar die Geister selbst wahrnehmen konnten. In diesen Momenten geschehen immer Zeichen, die einem zeigen, dass es „funktioniert", dass das Kind von den Spirits wahrgenommen wird. Diese Wahrnehmung ist für mich schon einmal der erste Schritt zu einem gesegneten Leben.

Kann ich ein Kind spielerisch an die Verbindung mit einem Krafttier heranführen?

Wenn etwas gut funktioniert, muss man nicht versuchen es zu verbessern. Zumal wir durch unser Erwachsen-Werden in diesen Dingen eher unzulänglicher geworden sind. In Bezug auf diese Dinge können wir eher von unseren Kindern lernen als umgekehrt. Ich würde mich da gar nicht einmischen. Sollte mein Kind kein Krafttier sehen oder keinem begegnen, dann hat das bestimmt seinen Grund. Ich bin nur ein Mensch. Ich habe zwar einen Geist, doch der hat vieles vergessen. Die Spirits wissen vieles, was ich nicht mehr weiß, deswegen vertraue ich ihnen und bin sicher, dass sie um die Gründe wissen, weshalb mein Kind keinem Krafttier begegnet. Es kommt vor, dass Kinder in bestimmten Situationen ihr Krafttier verlieren. Dazu können unter anderem auch Fernflüge gehören. Die Indios warten nach einem langen Flug oft 24 Stunden, bis alle ihre Seelen nachgereist sind. Ich habe das selbst schon erlebt, als ich nach Amerika geflogen bin und mich fühlte, als würde alles aus mir herausgezogen werden. Ich bin früher schon geflogen, doch erst als ich anfing mich mit Schamanismus zu beschäftigen, was einer inneren Öffnung gleichkommt, erlebte ich es so. Bei einem sehr offenen Kind reicht also möglicherweise bereits ein langer Flug aus, um die Verbindung zu schwächen. Auch Silvester ist nicht zu unterschätzen! Diese Knallerei geschieht schließlich, um die Geister zu vertreiben und Krafttiere sind Geister. Das sollte man sich einfach bewusst machen. Unter bestimmten Umständen können auch bei einer Vollnarkose Krafttiere oder gar Seelen verlorengehen und das gleiche trifft auch auf die Einnahme von Drogen und damit einhergehende Horrortrips zu. Es kommt äußerst selten vor, dass ein Kind sein Krafttier verliert, doch in den Fällen, die ich erlebte, hatten die Kinder immer chronische Krankheiten. Wie man es bei der Homöopathie und anderen ganzheitlichen Methoden beobachten kann, sind Kinder für diese sehr empfänglich und so ist es auch bei schamanischen Methoden. Wenn ein Kind sein Krafttier also nicht wahrnimmt, kann ich mir folgende Gründe dafür vorstellen: das Kind erinnert sich nicht an seine Träume – denn die Tiere zeigen sich gern auch in der Traumwelt – oder das Krafttier möchte sich nicht zeigen. Das heißt jedoch nicht, dass es nicht da ist, sondern sich nur dem Kind gerade nicht offenbart. Der Schutz ist jedoch da. Würde nun also mein Kind zu mir kommen und nach einem Krafttier fragen, vielleicht, weil die Indianer so etwas auch haben und es eines haben möchte, so würde ich als erstes fragen: „Dir geht es doch gut, du fühlst dich doch stark, oder?“ Und wenn das Kind es bejaht, würde ich ihm sagen, dass es ganz bestimmt ein Krafttier hat, wenn es sich so stark fühlt, und es nur noch nicht weiß, welches es ist. Würde mich das Kind dann fragen, wie es herausfinden kann, welches Tier es begleitet, so würde ich fragen: „Was würdest du denn wollen, welches Tier dich begleitet?“ Und wenn es beispielsweise antwortet: „Ein Krokodil!“, so würde ich sagen: „Na dann ist es wahrscheinlich auch ein Krokodil.“, denn weder für das Kind noch für mich spielt es letztendlich eine Rolle, welches Tier es ist. Das Kind ist gesund, hat den Schutz des Tieres und fühlt sich stark – mehr braucht es nicht, alles ist gut. Wenn ein Kind sein Krafttier als Krokodil sehen möchte, ist das gut und dem wirklichen Krafttier und mir ist es egal.

Gehen wir einmal von dem anderen Fall aus: ein Kind sieht sein Krafttier. Vielleicht jedoch nur nachts in seinen Träumen. Es kommt also zu dir, sagt, dass es das Tier auch gern tagsüber sehen und sich mit ihm verabreden würde – wir wissen, dass Kinder auf sehr viele wunderbare Gedanken kommen können. Wie würdest du damit umgehen?

Diesen Wunsch haben ja nicht nur Kinder, darauf kommen auch die Erwachsenen, aber es ist nun einmal so, dass die Tiere unsichtbar sind. Wenn das Kind nun zu mir kommt und sagt, dass es auch gern tagsüber mit ihm spielen möchte, so gäbe es je nach Situation verschiedene Antwortmöglichkeiten. Man könnte zum Beispiel sagen: „Das ist ein verborgenes Tier, das auch im Verborgenen bleiben möchte, es ist so etwas wie ein Geheimnis. Ich bin mir sicher, dass dieses Tier das Geheimnis nur mit dir teilen möchte.“ Und dies kommt der Wirklichkeit auch ziemlich nahe. Wenn man mit der *Nicht-Alltäglichen Wirklichkeit* zu tun hat, so merkt man sehr schnell, dass den Geistern daran gelegen ist, im Verborgenen zu bleiben, weshalb sie sich nur ausgesuchten Menschen zeigen. Auch das hat sicherlich seinen Grund, nach dem ich noch nie gefragt habe. Ich akzeptiere einfach ihren Wunsch und belasse es dabei.

Wie kann ich einem Kind das schamanische Weltbild der Verbundenheit nahebringen, ohne dass es in Kindergarten oder Schule für etwaige Äußerungen in dieser Richtung ausgelacht oder gehänselt wird?

Wir alle haben einen Spirit, der uns von Geburt an begleitet und es ist etwas ganz natürliches, genau wie der Gang zur Toilette, müde sein und Hunger zu haben. Ich halte es für falsch, Kindern spirituelle Richtungen anzuerziehen oder ihnen einen Glauben aufzudrängen. Alle Kinder haben eine natürliche Verbindung zu den Geistern und diese ist gut, so wie sie schon immer gut war – und sie funktioniert. Wir sollten daran nichts verändern, sondern alles gedeihen lassen, wie es auf natürliche Weise gedeiht. Mehr braucht es nicht. Ich glaube daran, dass sich ein Kind seine Eltern aussucht und zwar danach, was es benötigt, um sich selbst in diesem Leben entfalten zu können. So ist es also auch wichtig, dass die Eltern sich nicht verstellen, weil sie den Kindern damit das nehmen würden, was diese sich ausgesucht haben. Sie haben sich nicht die verstellten Eltern ausgesucht, sondern genau diese und ihre Art das Leben zu leben. Genau so sollte man es auch führen und seine Kinder gern daran teilhaben lassen, jedoch ohne sie spirituell in irgendeine Richtung führen zu wollen. Das Leben, das man selbst führt, färbt natürlich auch auf die Kinder ab. Wenn dies ein gutes und gesundes Leben ist, gedeihen auch gute und gesunde Kinder und zu einem guten, gesunden Leben gehört auch ein tiefes Urvertrauen. Dieses Urvertrauen bekommen die Kinder durch Eltern, die wahrhaftig sind und ihr Leben leben ohne sich zu verstellen, was die Kinder nur verwirren würde, und durch uneingefärbte, nicht mit bestimmten Absichten verbundene Liebe, sowie die Begleitung der Geister. Manche Erfahrungen, die Kinder machen, kann man nicht verhindern. Wenn sie das Leben mit dir teilen und du dein Leben mit den Spirits lebst, sie dich das eine oder andere Mal dabei beobachten, wie du trommelst oder mit den Geistern redest und dann erzählen sie es in der Schule und werden deswegen ausgelacht oder zur Seite gedrängt, dann ist das nun einmal so. Das können wir nicht verhindern. Wenn sie nicht wegen der Krafttiere ausgelacht werden, dann vielleicht eines Tages wegen den pinkfarbenen Gummistiefeln, die sie anhaben oder der Puschelmütze auf dem Kopf, oder einem Satz, den sie im Unterricht gesagt haben. Man kann solcherlei Erfahrungen von den Kindern sowieso nicht fernhalten und das sollte man auch gar nicht. Ich denke, es ist genauso wie bei den Krankheiten. Wenn Kinder klein sind, werden sie recht oft krank und das ist wichtig, denn in diesem Alter entwickelt sich die Thymusdrüse, die eine Art Schule für unsere Abwehr ist. Die Lehrer dieser Schule sind all die Krankheiten und diese sind nötig, um das Immunsystem gut aufzubauen. Genauso ist es mit all den leidvollen Momenten, die sie in der Schule oder anderswo erleben werden. Auch diese brauchen sie. Sei es um das Schwert der Unterscheidung zu schärfen, ihre Wahrnehmung zu verbessern oder ihr Mitgefühl auf die Probe zu stellen. All das dient dazu, sie zu guten und wahren Menschen zu machen, sofern sie eine gute Basis und familiären Rückhalt zuhause haben.

Meine Frau und ich leben also wahrhaftig das, was wir sind und wir beantworten die Fragen unserer Kinder selbstverständlich. Doch wir erziehen nicht „schamanisch", das wäre ja auch wieder ein Dogma. Nur, wer sich frei für diese Dinge entscheidet, und das betrifft meiner Meinung nach auch jegliche Religionen, kann aus diesem Lebensweg etwas Positives ziehen.

Wir machen mit unseren Kindern zum siebten Geburtstag die Lebensleite und sie freuen sich so sehr darauf, sind stolz und wollen mehr Freiheiten und mehr Verantwortung haben. Sie fühlen sich dadurch ein Stück weit erwachsener und auch wichtiger. Es gibt einige Dinge, die Kinder nun mal nicht machen dürfen, weil es gefährlich sein könnte – Holz hacken zum Beispiel – und manches muss daher zumindest bis zu einem bestimmten Alter warten. Dadurch gewinnt es für die Kinder natürlich nur an Wichtigkeit und Bedeutung. Sie warten gespannt und voller Freude auf dieses bestimmte Alter. „Super, dann darf ich wie der Papa trommeln!" Unsere Tochter wünschte sich bereits mit vier Jahren eine Trommel und wir sagten ihr, dass sie diese zur Lebensleite mit sieben bekäme. Sie hat sich sehr darauf gefreut und als die Lebensleite dann da war, war sie unfassbar glücklich, dass sie ihre Trommel bekam, die ich ihr natürlich auch mit viel Aufmerksamkeit und Liebe gebaut habe.

Für mich herrscht die ungeschriebene Regel, dass niemand unter 16 Jahren zu einem Seminar zugelassen wird. Diese Regel habe ich einmal gebrochen. Der jüngste Teilnehmer bei einem Seminar war 13 Jahre alt. Ich habe mich zuvor mit der Mutter und auch mit dem Jungen getroffen, mit beiden gesprochen und festgestellt, dass der Junge sehr weit entwickelt und vernünftig war. Ihm war bewusst, dass er sehr viel Verantwortung auf sich nimmt, wenn er diese Reisen macht und es stellte sich heraus, dass seine Teilnahme keine Fehlentscheidung war. Die Regel habe ich natürlich dennoch im Hinterkopf, denn sie besteht aus gutem Grund. In diesem Einzelfall war es allerdings eine gute Entscheidung.

Würde also eines deiner Kinder dich mit einem Schüler oder Klienten am Telefon darüber sprechen hören, dass man „der Stein werden" kann und es würde später auf dich zu kommen und sagen, „Papa, ich will auch der Stein werden. Wie geht das?!", dann würdest du es gerne erklären?

Ja, natürlich. Wenn es von sich aus mit großen Augen nach etwas fragt, so würde ich wahrheitsgemäß antworten. Ich würde mit meinem Kind dann gern hinaus in die Natur gehen, erzählen und üben – jedoch immer ohne den Status etwas Besonderem. Ich würde dem Kind niemals suggerieren, dass wir hier gerade etwas Besonderes tun, sondern es genauso erklären, wie ich die Arbeit eines Bauarbeiters erkläre, wie es sich die Schuhe zubinden oder die Jacke anziehen kann. Natürlich kann ich das Kind dann auch positiv bestärken, egal bei welcher Tat oder Aufgabe und es ist auch wichtig, dass Kinder positive Rückmeldung bekommen, ob sie sich schön allein angezogen haben, das Zimmer aufgeräumt haben, allein auf Toilette waren und selbst den Hintern sauber machen konnten oder zu einem Stein werden konnten – das macht alles keinen Unterschied... Für mich sind die schamanischen Übungen nicht von den ersten Versuchen des Fahrradfahrens ohne Stützräder oder Schleifenbindens abzuheben. Es ist alles etwas ganz natürliches, das eben einfach so ist.

Vielen Kindern fällt der Zugang zu andersweltlichen Bereichen sehr leicht. Wie siehst du in diesem Zusammenhang z.B. das Phänomen der imaginären Freunde oder imaginären Tierbegleiter?

Aus schamanischer Sicht ist ein Mensch mit einem geschlossenen Energiesystem gesund und wenn in diesem Energiesystem eine Lücke ist, wird er als krank bezeichnet. Viele indigene Kulturen sind der Meinung, dass ein Kind das Kindesalter ohne ein Krafttier oder einen beschützenden Spirit nicht überleben kann, da dadurch eine Lücke entstehen würde. Man kennt das hier heute meistens in der Gestalt eines Schutzengels. Weltweit gibt es Geschichten, in denen Wesenheiten den Hauptprotagonisten vor schlimmem Unbill beschützen. Bei Kindern ist es sehr häufig, dass sie imaginäre Freunde haben oder mit imaginären Tieren sprechen und spielen. Ich glaube, dass es sich dabei um diese Schutzgeister handelt. Ein Kind kommt unvollständig zur Welt, das heißt, es ist von Geburt an gefährdet, weil es nicht vollständig ist, die Thymusdrüse und die Synapsen sich bilden müssen und auch die Schädeldecke noch zusammenwachsen muss. Das Kind ist dadurch schädigenden Einflüssen gegenüber relativ ungeschützt, wenn da nicht dieser Schutzgeist wäre, der dem Kind von Geburt an zur Seite steht. Dieser stellt für mich eine positive Energie dar, die das Energiesystem des Kindes vervollständigt und dadurch mit dem ausreichenden Schutz versorgt. Dieses Gleichgewicht existiert und es ist immer als positiv zu werten, wenn die Kinder mit diesen imaginären Freunden spielen oder von den Tieren träumen. Diese Phänomene sollte man wertschätzen und unterstützen. Natürlich nicht aufgesetzt, sondern es ganz einfach in diesem Kontakt bestärken, weil unser Kind dadurch einen nicht zu unterschätzenden zusätzlichen Schutz hat. Man muss das dann nicht explizit als das Krafttier des Kindes betiteln, es reicht eine unterstützende Haltung. Eines meiner Kinder hatte zuerst Angst vor seinem Tier, da es sich um eine große Raubkatze handelte, die im Traum erschien. Ich habe nur gesagt: „Frage doch einfach mal, was dieses Tier von dir will." Zu meiner großen Freude hat mein Kind den Vorschlag angenommen und im nächsten Traum gefragt, was das Tier von ihm will und diese große Raubkatze fing an zu spielen und ihm das Gesicht abzuschlecken, so dass die Angst schnell verflog und sie seitdem die dicksten Freunde sind.

Offenbar führt unsere Gesellschaftsform dazu, dass Kinder immer früher das Staunen verlieren und dies dann als Erwachsene neu lernen müssen. Kannst du etwas dazu sagen, wie wir Kindern dieses Staunen erhalten können? Oder auch, wie Erwachsene dieses wieder neu lernen können?

Ich hatte früher immer den Gedanken einmal ein Poster zu gestalten, auf dem zwei Bilder zu sehen sein sollten. Das linke Bild sollte ein Schulhof sein, auf dem kleine Kinder laut lachend und tobend umher rennen und einen Haufen Spaß haben. Das rechte Bild sollte Jugendliche in der Pubertät zeigen, die ganz cool herumstehen und mit grimmigen Gesichtern einfach auch cool aussehen. Der Text darunter sollte „Wer hat mehr Spaß?!" lauten und das drückt es eigentlich ganz gut aus. Viele Kulturen gehen davon aus, dass der Mensch sich in Sieben-Jahres-Schritten entwickelt und gewisse Zyklen durchläuft. In den ersten sieben Jahren bildet sich der physische Körper, in den zweiten sieben Jahren der Traum-Körper und so weiter. Worauf ich hinaus will, ist, dass Kinder ausgerechnet im Alter zwischen sieben und 14 Jahren, wenn der Traum-Körper sich bilden soll, immer wieder hören, dass sie nicht so viel herumträumen, sondern jetzt vernünftige Schulkinder sein sollen, oder ähnliches. Das ist natürlich völlig kontraproduktiv. Wir können viel von Kindern lernen und sollten uns das auch offen halten. Dieses angeborene Staunen, mit dem Kinder zur Welt kommen, kippt eines Tages durch unser eigenes kontraproduktives Vorbild um. Sie bekommen ein anderes Verhalten vorgelebt und passen sich diesem an, wollen sich zu diesem hin entwickeln. Heute ist es ja sogar cool, grimmig oder böse auszusehen und so zu schauen. Wie viele Menschen gibt es, die etwas auf ihre Autoscheinwerfer kleben oder bauen, damit die Autos den bösen Blick bekommen?! Das scheint ziemlich in Mode zu sein und die Filmindustrie unterstützt dieses ganze System der Coolness und des Zynismus natürlich mit entsprechenden Filmen.

Man muss also „cool“ aussehen. Kinder verwenden dieses Wort heute schon sehr früh. Als eines meiner Kinder einmal zu mir kam und sagte „Das ist doch cool, oder?“, habe ich gesagt „Cool heißt kalt. Ist kalt cool?“, „Nee, kalt... da friere ich ja...“ Diese Tendenzen sind in unserer Gesellschaft nun einmal vorhanden und traurig, aber nicht abänderbar. Die meisten von uns werden dabei zusehen, wie die Kinder cool werden müssen, um dazuzugehören und damit wohl nicht umhin kommen, die Leichtigkeit im Leben zu verlieren. Ich selbst bin durch einen spannenden Prozess gegangen, im Laufe dessen ich das Geschenk des Lebens als so unsagbar wertvoll empfand, dass ich entschied, es sei viel zu schade, um es mit Coolness zu verplempern. Wie können wir Kindern nun also fördern und ihnen das Staunen erhalten? Ich glaube, alles im Leben hängt vom Urvertrauen ab und davon, wie sicher Kinder im Leben stehen. Dieses Urvertrauen, diese Festigkeit und Sicherheit im Leben, bekommen sie durch Geborgenheit und Angenommensein. Wir sollten ihnen ihre Träume nicht untersagen oder abwürgen und für ein behütetes Zuhause sorgen. Es ist wichtig, dass Eltern ihre Kinder lieben und mit ihnen Zeit verbringen – eigentlich ist es überflüssig, dies zu sagen, doch heute ist gemeinsame Zeit oftmals nicht mehr selbstverständlich. Kinder wachsen so schnell und die Zeit vergeht so schnell, wir sollten nicht damit warten, sie zu beobachten und von ihnen zu lernen. Was sie erleben, wie sie wachsen und wie sie selbst etwas lernen, lehrt mich so viel, dass ich diese Zeit um nichts in der Welt missen möchte. In die Rolle einer Mutter oder eines Vaters muss man sich natürlich auch erst einmal hineingewöhnen. Als ich vor der Frage stand, ob ich Vater werden möchte, gaben mir einige Menschen gute Ratschläge, Tipps und Erfahrungen, doch nur mein Schwiegervater sagte mir, wie es wirklich ist: „Dein Leben wird sich komplett verändern. Das bedeutet nicht, dass es schlechter wird, doch es wird komplett anders werden.“ So war es dann auch und mit einer alles umfassenden Veränderung muss man natürlich erst einmal klarkommen. Beim Eingewöhnen in diese neue Rolle ist ein Gedanke wie „Ich will hier weg!“ verständlich und auch die Idee, dass man alles so organisieren könne, dass es wie von selbst läuft. Es ist jedoch so, dass wir keine frohe Minute haben werden, wenn wir den Regen verabscheuen und über ihn schimpfen, wenn wir spazieren gehen wollen. Genauso ist es mit Kindern. Wenn wir nur schimpfen und klagen und sie als Stressfaktor betrachten, so wird auch das Leben mit ihnen so unbefriedigend wie der Regen während des Spazierganges. Wenn wir uns jedoch auf sie einlassen und uns ihnen öffnen, so werden wir sie nicht mehr missen wollen. Ich gehe abends ins Bett und freue mich auf den nächsten Tag, an dem ich etwas mit ihnen unternehmen kann. Mir ist irgendwann aufgefallen, dass da auf einmal Wesen in meinem Leben sind, die ich andauernd liebe. Wenn ich zurückdenke an Situationen, in denen ich mich verliebt habe oder eine Frau liebte, so war diese Liebe am Anfang stark und wurde dann schwächer oder verwandelte sich. Aus Verliebtheit wurde Liebe. Liebe hat natürlich sehr viel Schönes, ist aufeinander abgestimmt, getragen von gegenseitigem Vertrauen und sehr viel tiefer als Verliebtsein. Die Liebe zu meinen Kindern ist jedoch wie eine Liebe und eine Verliebtheit zur gleichen Zeit und diese Verliebtheit lässt nicht nach, zumindest hat sie bei mir noch nicht nachgelassen. Zum Glück war die Zeit, in der ich vor meinen Kindern geflüchtet bin nicht lange, sondern nur die Zeit der Gewöhnung in die neue Rolle. In dieser Zeit hätte ich mir all das nicht vorstellen können. Doch als ich mich auf sie einlassen konnte, habe ich mich in sie verliebt und es bleibt seit nun immerhin sieben Jahren so. All die Liebe, die ich ihnen gebe, bekomme ich vielfach zurück und dazu noch haufenweise Lebensfreude. Manchmal ist es natürlich auch so, dass ich mich auf Reisen wie verrückt auf meine Rückkehr zu den Kindern freue und wenn ich dann wieder bei ihnen bin, dauert es eine Viertelstunde, bis ich total genervt bin. Aber bin ich weg, kann ich nur noch an sie denken.

Deine Frau und du haben in der heutigen Zeit ja fast schon den Luxus, noch zusammen zu sein und diese Zeit des Aufwachsens gemeinsam zu genießen. Wenn sich ein Paar trennt und man den Kindern ein Zuhause bewahren und sie nicht herumzerren möchte, so leben sie zwangsläufig bei einem der beiden Elternteile. Was ist mit all den Menschen, die nach einer Trennung nicht alleinerziehend sind, sondern die Väter oder Mütter, die zu ihrem Kind Liebe und Verliebtheit gleichermaßen spüren, aber nicht bei ihnen sein können und vielleicht ähnlich wie bei einer Fernbeziehung, das übernächste Wochenende so sehr herbeisehen, dass sie nur noch dafür leben?!

Das traurige ist natürlich die Trennung an sich. Es ist allerdings auch nicht leicht, Kinder großzuziehen, die nicht die eigenen sind. Kinder großzuziehen ist schon schwierig genug, auch wenn man dafür belohnt wird, doch natürlich sind Kinder auch anstrengend. Es ist viel leichter, Kinder großzuziehen, wenn man der leibliche Vater oder die leibliche Mutter ist. An dem „Vater-Gen“ oder „Mutter-Gen“ ist wohl etwas dran. Ich kann mit meinen Kindern viel leichter und besser umgehen, als mit anderen Kindern. Zu einer Trennung kann ich nicht viel sagen, da ich nicht getrennt bin, weder von meiner Frau, noch von meinen Kindern – und ich will es auch nicht sein. Ich weiß aber noch, wie ich mich als Kind fühlte, als mein Vater uns verlassen musste, weil er starb. Als Kind hat man das Gefühl, man trägt irgendwie die Schuld am Weggang des Vaters. Es hängt mit der Loyalität der Kindern den Eltern gegenüber zusammen. Dieses Gefühl ist ganz unbewusst, doch es ist da. Obwohl mein Vater durch einen Unfall gestorben ist, habe ich immer das Gefühl gehabt, dass ich daran schuld bin. Das war mir nie bewusst, aber es kam heraus, als ich versuchte, es aufzuarbeiten. Letztlich hat es sich auch in meinem Verhalten gezeigt, denn ich habe immer viel Wert darauf gelegt, dass die Menschen mich mögen. Das war mir immer sehr wichtig, da ich das Gefühl hatte, mein Vater ist nur gegangen, weil ich nicht gut genug war. So wollte ich dann für andere gut genug sein, zum Beispiel für den Vaterersatz, den ich mir gesucht hatte. Die Geister lehren uns und sie helfen uns innerhalb einer Art Schule, von der wir nie genau wissen, welches Unterrichtsfach gerade ansteht. Erst, wenn der richtige Zeitpunkt gekommen ist, kommt die nächste Lektion. So war es dann auch bei mir, als ich eines Tages eine Schamanische Reise zu einem ganz anderen, eigentlich recht banalen Thema machte und mich urplötzlich in meinem Vater wiederfand und zwar zu dem Zeitpunkt, als er gerade verstorben war. Er besuchte uns, zumindest habe ich uns gesehen, als ich in der Rolle meines Vaters war. Das hat mir unendlich wehgetan. Ich schaute meine Kinder an und es zerriss mich fast, als ich realisierte, dass ich sie nie mehr drücken kann, sie nie mehr erleben kann, nie mehr mit ihnen spielen werde und mich nicht einmal verabschieden kann. Ich bin den Geistern heute sehr dankbar für diese Erfahrung und bin unter anderem wegen genau dieser Geschichte sehr glücklich über meine Verbindung mit den Spirits. Ich habe gesehen, dass mein Vater ebenso unter dem gelitten hat, was damals passiert ist.

Mehr kann ich wohl nicht dazu sagen, denn ich weiß nicht, wie es ist, wenn man seine Kinder nicht aufwachsen sehen kann.

All die Väter, die nicht bei ihren Kindern leben können – selbstverständlich auch die Mütter in dieser Position – zeigen ja, dass man sich ein Stück weit in diese neue Rolle hineingewöhnen kann. Dem einen fällt es leichter und dem anderen nicht so leicht. Doch ich glaube, dass vieles im Leben eine Sache der Umgewöhnung oder eines Sich-daran-Gewöhnens ist. Das einzige, was helfen kann, ist, seine Kinder zu treffen und mit ihnen Zeit zu verbringen. Am besten ist es natürlich, von Anfang an zu schauen, dass man der Vater der Kinder bleiben kann. Ich weiß, dass es Ehen gibt, bei denen eine Trennung besser ist, als der ewige Zoff, der schließlich auch schlecht für die Kinder ist. Man muss wohl abwägen, was schlimmer ist. Die Eltern sind die, von denen das Kind als allererstes lernt, was Liebe ist. Wenn sich die Eltern ständig streiten, so ist die Liebe bei dem Kind eingefärbt und das wirkt sich auch auf das spätere Leben des Kindes und sein jeweiliges Verhalten aus. Es kann immer zu Streitereien kommen, das ist wohl normal, und auch eine Trennung kann passieren – wenn es dazu kommt, so sollte man dem Kind so viel Kraft zugestehen, dass man es nicht belügt und sich auch nicht verstellt. Kinder spüren wie es uns geht, was klar ist, da sich dieser Sinn schon im Mutterleib entwickelt. Sie können anfangs nicht verstehen, was wir sagen, da sie noch nicht sprechen können, und wenn wir dann z.B. traurig sind und uns verstellen, um das Kind zu schonen, verunsichern wir es, da das, was es bei uns spürt, überhaupt nicht zu unserem Verhalten passen will. Wenn wir ehrlich sind, so spielt auch unser Egoismus eine Rolle, weswegen wir dem Kind etwas vorspielen; wir können nicht ertragen, dass unser Kind so traurig ist. Man sollte viel mehr an das Kind denken und es in den Prozess miteinbeziehen. So kann man vielleicht erreichen, dass das Kind keine Schuldgefühle entwickelt, sondern erkennt, dass es normal ist, dass sich Menschen finden, sehr mögen und dann doch wieder auseinandergehen, weil alles einem steten Wandel unterlegen ist. Es hat zu allen Zeiten Unglücke oder Trennungen gegeben und auch immer Alleinerziehende, genauso wie Kinder, die nur von einem Elternteil erzogen werden. Diese Situationen können auch große Chancen sein! Meine eigene Lebensgeschichte hat mich zum Beispiel zu einem sehr bewussten und aufmerksamen Menschen gemacht, was mir jetzt zugutekommt.

Wie könnte man in Schulen schamanisch mit Kindern arbeiten?

Ich glaube, dass in all meinen Worten zum Ausdruck kommt, wie sehr mir die Beziehung zu den Geistern am Herzen liegt und wie sehr ich mich dadurch getragen fühle. Ich halte den Schamanismus für unglaublich wertvoll und würde es sehr begrüßen, wenn dieser Einzug in die Schulen finden würde, halte es aber nicht für notwendig. Ich habe in einer Schule einmal zwei Schülerseminare gegeben, in einer neunten und einer zehnten Klasse. Ich wurde damals von der Religionslehrerin angesprochen, ob ich ein wenig über Schamanismus erzählen könne. Ich habe in der Schule dann einfach nur meine Trommel vorgestellt und ein wenig darüber gesprochen, was alle Schüler und auch die Lehrerin so spannend fanden, dass sie sich zu einem Basis-Seminar entschlossen. Die Lehrerin organisierte die passenden Räumlichkeiten und wir machten ein Schamanismus-Wochenende. Das war für mich eines der schönsten Basis-Seminare, die ich erleben durfte. Die Kinder oder besser gesagt die Jugendlichen waren einerseits sehr skeptisch und andererseits unglaublich offen und neugierig. Es war ganz anders als mit Erwachsenen. Wir haben eine Dankeszeremonie gemacht, weil es mir ganz wichtig war, dass die Jugendlichen Danke sagen und ein Verständnis dafür bekommen, wie es ist und was es heißt zu danken. Heutzutage wird meines Erachtens viel zu viel für selbstverständlich gehalten. Ich erinnere mich noch ganz genau, wie jeder für sich seine eigene Dankeszeremonie gestaltet hat. Da lagen Jugendliche, die sich eine brennende Kerze über den Bauch hielten, andere hatten sich Gänseblümchenkränze geflochten oder saßen herum und rasselten in sich gekehrt oder auch auf einem Baum laut Danke rufend. Es hat damals mein Herz berührt und war einfach ein fantastisches Erlebnis. Die Schulsysteme, die wir hier üblicherweise haben, sind für mich ganz schlimme Orte, die der Gleichschaltung der Kinder dienen und deren Bereitschaft zum Lernen eher untergraben als fördern. Kinder sind von Geburt an sehr wissbegierig und saugen alles auf, wie ein Schwamm das Wasser. Dann kommen sie in die Schule und verlieren den Wunsch zu lernen.

Es gibt aber auch andere Ansätze: In der Montessori-Pädagogik haben z.B. drei oder vier Jahrgänge gemeinsam in einem Raum Unterricht. Dieser sieht dann so aus, dass verschiedene Projekte in dem Klassenzimmer ausgestellt sind und die Kinder machen können, was immer sie wollen. Die Kinder kommen also in den Raum und sehen lauter interessante Sachen – und wie Kinder nun mal sind, wollen sie damit spielen, erfahren und auch lernen. Also gehen sie zu diesen Dingen und versuchen herauszufinden, wie sie funktionieren. Kinder sind sehr eifrig im Lernen und Herausfinden und haben auch großen Spaß daran. Und jeder weiß, was großen Spaß macht, lernt man wesentlich schneller und behält es sich auch besser. Jedenfalls wesentlich besser, als wenn man lernen muss. Diese Kinder lernen also schnell, weil sie großen Spaß daran haben und sie lernen noch schneller, weil ältere Kinder da sind, die manche Dinge schon können. Alle Kinder möchten ja gern älter sein und das können, was die Großen können. Das gibt ihnen also zusätzliche Motivation. Hier wird der natürliche Drang des Kindes gefördert, statt ihn zu stutzen. Um zum Thema Schamanismus an Schulen zurückzukommen: ich kann mir sehr gut vorstellen, dass man es als Unterrichtsfach einführen könnte. Es würde sicherlich dazu führen, dass die Kinder mehr Mitgefühl entwickeln, größere Achtung vor dem Leben bekommen und sie automatisch liebevoller und achtsamer im Umgang mit der Natur und Umwelt machen, ganz ohne Gebote und Verbote. Sie würden andere Lebewesen, ganz egal, ob es Bäume, Seen, Tiere oder andere Menschen sind, mit einer ganz anderen Weitsicht betrachten und behandeln. Dieser Unterricht sollte sich nicht um Gebote oder Dogmen drehen, sondern darum, dass jeder Mensch das Zentrum seines Universums, seinen eigenen Baum des Lebens darstellt. Ich würde das als durchweg positiv betrachten.

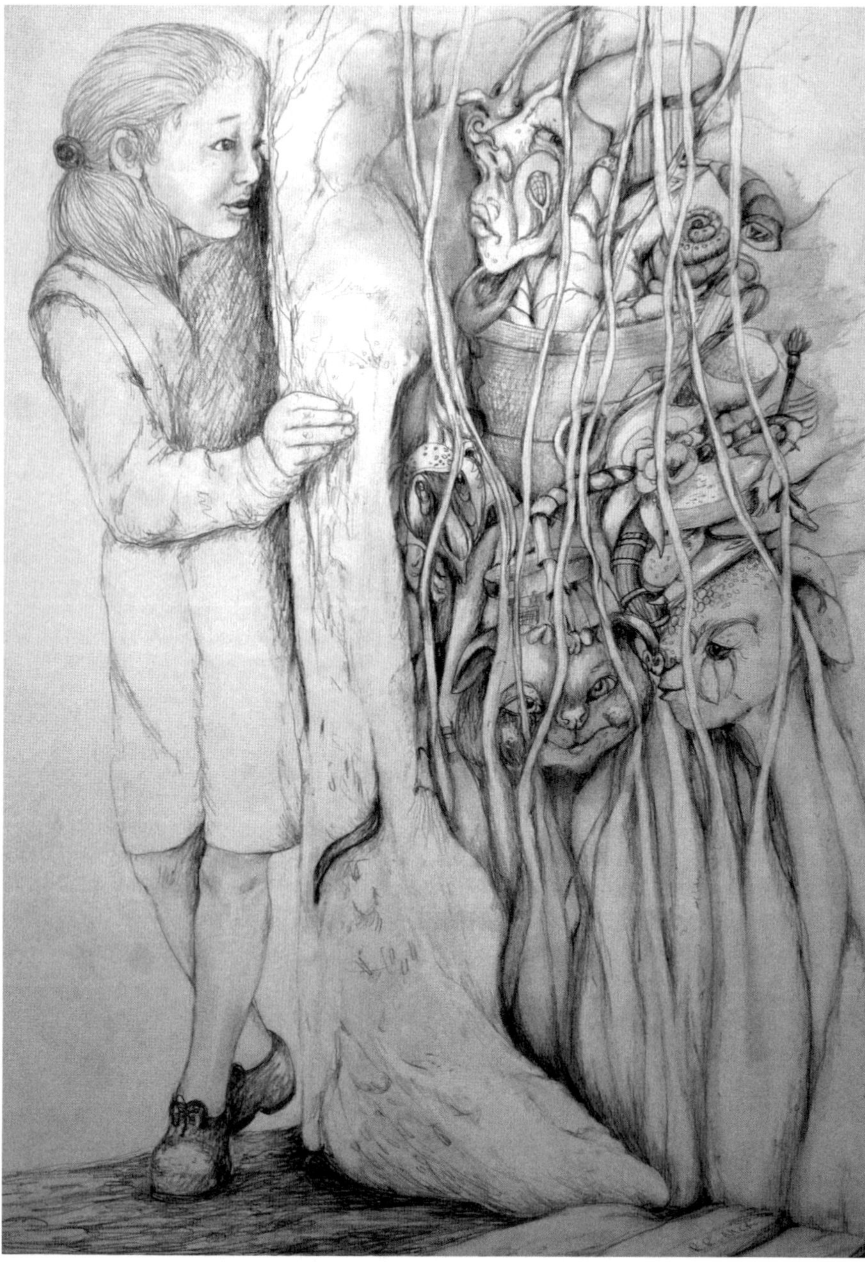

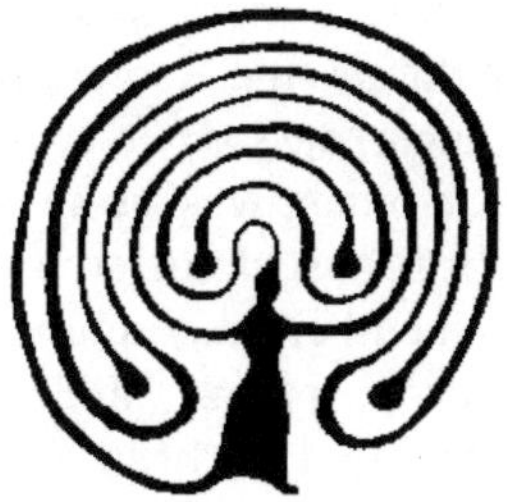

Kapitel 9
Den Alltag vom Nicht-Alltäglichen durchdringen lassen

Auf schamanischen Reisen können wir sehr eindrückliche Erfahrungen machen. Wie können wir diese in unseren Alltag überführen?
Welche Möglichkeiten gibt es, die Nicht-Alltägliche Wirklichkeit auch in unserem Alltag „im Blick zu behalten"? Sie also nicht gleich wieder zu verlieren, wenn wir zum Beispiel nach einem Seminar mit intensiven Erlebnissen wieder in den Alltag zurückkehren.

In den alten Zeiten waren Alltag und Spiritualität überhaupt nicht voneinander getrennt, heutzutage ist das meistens so. Wir sagen etwas wie „Ich meditiere morgens immer 30 Minuten" oder „Ich mache montags Yoga" und trennen dadurch das Alltägliche vom Spirituellen. Wir geben dem Spirituellen einen kleinen eigenen Zeitraum. Ich bin fest davon überzeugt, dass diese Trennung nicht da ist und in früheren Zeiten auch nicht so wahrgenommen wurde. Was könnte spiritueller sein als unser Gespräch gerade? Hier sitzen zwei Menschen, die miteinander sprechen, einander wahrnehmen, durch das Gespräch voneinander lernen und auf immer neue Fragen stoßen. Es befruchtet sich gegenseitig und so viel Neues entsteht. Alles im Alltag ist spirituell und alles kann von Spiritualität durchdrungen sein, für jeden von uns. Wir können das erleben, wenn wir der unsichtbaren Welt immer wieder erlauben, an unserem Leben teilzuhaben. Ich erinnere mich gerade an eine Situation, die ich an den Rheinfällen in Schaffhausen erlebt habe. Ich stand dort unten am Rheinfall, lauschte diesem und bewunderte die natürliche Schönheit. Immer wieder kamen Leute in mein Blickfeld, die entweder mit einer Kamera filmten oder mit einem Fotoapparat Bilder schossen. Für mich war es fraglich, wie sie den Eindruck und das Erlebnis dieses Naturschauspiels in sich aufnehmen konnten, wenn sie nur durch eine Kamera blickten... Viele Menschen witzeln heute ja sogar, dass sie erst zuhause beim Anschauen der Urlaubsbilder feststellen, was sie alles Tolles erlebt haben. Es ist wichtig, einen Schritt zurückzutreten, sich zu öffnen und zu schauen, was alles um einen herum geschieht. Das sind dann Momente, die wahrscheinlich jeder kennt, in denen man plötzlich Gesichter im Baum oder Stein und flüchtige Schatten um sich herum sieht und wahrnimmt. Das sind schon die ersten Einblicke in die *Nicht-Alltägliche Wirklichkeit*. Ich erlebe das als Seminarleiter recht häufig, dass von Menschen nach vielen Seminarteilnahmen die Frage kommt: „Was kann ich tun, wenn ich nach einem intensiven Seminar, bei dem ich so nahen Geistkontakt hatte, diesem im Alltag nicht wieder so rasend schnell verliere?" Ich rate immer dazu, einer schamanischen Trommelgruppe beizutreten oder selbst eine zu gründen. Das schafft einen festen Punkt, an dem es viel leichter fällt, gemeinsam mit anderen Menschen zu reisen und spirituell zu arbeiten. Auch in diesem Fall haben wir dann weiterhin eine Trennung und setzen das spirituelle Erleben auf einen bestimmten Termin fest, aber für den Anfang ist das gar nicht schlecht. Die Öffnung für das Spirituelle im Alltag kommt mit der Zeit und mit der Übung. Je mehr wir uns spirituell beschäftigen und je öfter wir mit den Geistern in Kontakt treten, desto mehr öffnet sich unser Bewusstsein, um das Spirituelle im Alltag wahrzunehmen. Ich selbst hatte und habe das Glück sehr naturnah zu leben, durch die Seminare und die Klientenanfragen immer wieder auf die schamanische Arbeit zurückgeführt zu werden und deswegen auch immer am Ball geblieben zu sein. Die Früchte, die ich dann später geerntet habe, waren die, die ich eben genannt habe: mein Alltag wurde immer spiritueller bis zu guter Letzt kaum eine Trennung der beiden Bereiche mehr spürbar war. Es hilft auch, wenn man einmal in der Woche oder alle zwei Wochen Kontakt zu den Krafttieren aufnimmt, sei es durch den Krafttiertanz oder eine Reise. Diese Kontaktaufnahme entfaltet ihre Kraft auch bei Zeremonien. Wenn ich eine Zeremonie mache, hält die Wirkung dieser Zeremonie ein bis zu zwei Wochen an. Ich fühle mich gestärkt und spüre durch erweiterte Wahrnehmung und erweitertes Bewusstsein auch meine Umgebung und die unsichtbare Welt viel intensiver.

Mir fällt immer wieder auf, wie viele Menschen davon sprechen, dass ihnen die Verbindung mit den Krafttieren und das schamanische Arbeiten so viel gibt und sie sich wünschten, mit anderen darüber sprechen zu können. Meistens befinden sie sich in einem Umfeld, dass all das als „spinnert" abtut, sind häufig mit sehr bodenständigen, rationalen Menschen zusammen und fühlen sich trotz aller Sehnsucht nach Verbundenheit, als „müssten" sie sich verstecken. Kannst du all diesen Menschen einen Rat geben?

Spirituelle Empfindungen sind eine sehr persönliche Sache. Selbst, wenn man jemandem davon erzählt, so kann man es doch nicht wirklich vermitteln. Dazu kommt, dass die intensiven und kraftvollen Erlebnisse einer Zeremonie oder einer Vision an Kraft verlieren, je öfter wir sie erzählen. Ich denke, jeder hat schon einmal erlebt, dass er eine beeindruckende Begebenheit oder einen spannenden Traum hatte und je mehr Menschen er oder sie davon erzählte, desto banaler wurde es plötzlich, bis am Ende kaum mehr etwas von der wirklichen Kraft übrig war. Es ist also eher kontraproduktiv über diese Dinge zu sprechen oder gar damit hausieren zu gehen. Ich für meinen Teil lebe ein Leben, bei dem mein Umfeld überhaupt nicht auf den Gedanken kommen würde, dass ich etwas mit Schamanismus zu tun habe. Ich finde das auch wichtig, denn die unsichtbare Welt ist eine verborgene und sollte auch ein Stück weit verborgen bleiben. Man kennt das von den Runen. Übersetzt heißt das raunen, also leise oder mit gesenkter Stimme über etwas sprechen. Auch die Runen blieben so lange Zeit im Verborgenen, was sie unter anderem vor Missbrauch schützte. Mit unseren spirituellen Erfahrungen ist es ähnlich, sie sollten ein Stück weit im Verborgenen bleiben. Wenn wir uns doch austauschen möchten, so sollte dieser Austausch immer nur mit wenigen ausgesuchten Gesprächspartnern und stets ernsthaft stattfinden. Wenn man das dringende Bedürfnis hat, sich auszutauschen, so bleibt einem nur die Suche nach Gleichgesinnten, doch auch hierbei sollte man abwägen, was man erzählt und wie vielen Menschen man es mitteilt.

Sobald man anfängt seine Tore zu öffnen und die spirituelle Welt immer mehr in den Alltag einsickert und ihn durchtränkt, ist dies alles auch gar nicht mehr nötig. Diese Trennung ist überhaupt nicht mehr da, wir leben die Verbundenheit, Bewusstheit und Spiritualität des Unsichtbaren um uns herum und das führt uns in eine Haltung, die sehr still und ausgeglichen ist und der es nichts hinzuzufügen gibt, weder durch Gespräche noch durch irgendwie anders nach außen getragene Dinge. Dann benötigen wir auch keine symbolische Selbstdarstellung durch Kleidung, Federn im Haar oder bestimmte Aufkleber auf dem Auto. Man sollte an das alles nicht zu verbissen herangehen. Oft reicht es aus, dass wir ein wenig trommeln und dem Klang lauschen, denn dies allein hat Auswirkungen auf die Umwelt und die Geister, auch die Tiere werden durch so etwas angezogen. Es gibt immer etwas zu erleben in dieser Welt und allein sind wir so oder so nicht.

Was kann daraus entstehen, wenn wir uns immer öfter achtsam lauschend mit dem Klang der Trommel verweben?

Schamanismus ist etwas für Praktiker und als solcher geht nichts über das eigene Ausprobieren. Viele Techniken und Rituale machen beim bloßen Nachlesen den Eindruck, als würden sie nichts bringen können oder wirken gar lächerlich. Probiert man sie dann aus, wird man eines Besseren belehrt und erkennt, dass dadurch sehr tiefgreifende Veränderungen in uns stattfinden können. Genauso ist es mit der einfachen Schwingung der Trommel. Ich weiß nicht genau, woran es liegt. Daran, dass man mit der Trommel unter einem Baum sitzt? Am Klang der Trommel? An der Energie des Baumes? Daran, dass man sich für sich selbst Zeit nimmt und die Natur spürt? Vielleicht all das zusammengenommen? Es bewirkt sicherlich in jedem etwas anderes und recht Differenziertes und es lohnt sich, das öfter zu tun. Dann gibt es auch noch Übungen, die das Bewusstsein erweitern können und darauf abzielen unser eingefahrenes Denken zu erschüttern, wachzurütteln. Ich kann etwas hundert Mal lesen, doch erst, wenn ich es erfahre, wird es innerlich einen echten Eindruck bei mir hinterlassen. Wenn ich darüber lese, dass die weisen Alten sagen, die Welt sei ein Trugbild und dahinter stecke viel, viel mehr – so wird es mit mir oder in mir selbst nichts verändern. Um unser festgefahrenes Denken ins Wanken zu bringen und eine Öffnung für Neues zu schaffen, bedarf es mehr als nur Worten. Es gibt eine Vielzahl kleiner Übungen, die unsere Wahrnehmung verändern und trotz ihrer Einfachheit sachte erschüttern können. Wenn wir zum Beispiel eine Stunde rückwärts durch den Wald gehen und dann drehen wir uns um und laufen wieder wie gewohnt vorwärts, dann erscheint es für einen Moment, als würde die Welt auf uns zu stürzen. Oder wenn wir an einem Bach einen bestimmten Punkt starr beobachten, nicht ins Wasser sehen, sondern auf die Wasseroberfläche – was schwierig ist, weil der Bach sich bewegt, er fließt – und diesen Punkt dort fest fokussieren, und dann schauen wir auf das gegenüberliegende Ufer, so schwimmt das Ufer scheinbar davon, wenn wir es ansehen. Natürlich lässt sich dies alles rational erklären, doch es zeigt in diesen Momenten unserem Wesen, unserem Sein, dass das, was wir wahrnehmen, nicht immer richtig ist. Beginnen wir also damit, unser Weltbild ein wenig zu erschüttern und das Große Geheimnis als das zu sehen, was es wirklich ist – nämlich unergründlich! Dieses Große Geheimnis gänzlich verstehen zu wollen ist einfach Unsinn, weil es so groß ist, dass wir es niemals in uns aufnehmen können. Hier hilft es „mit dem Herzen sehen zu lernen“. Unser Herz kann so viel mehr von den Geheimnissen der unergründlichen Welt(en) fassen als unser begrenzter Verstand. Lassen wir es deshalb doch einfach, wie es ist, nämlich geheimnisvoll. Das macht unser Leben auch spannender.

Kann man eine andere Art des Sehens, des Wahrnehmens lernen bzw. wiedererlernen? Oder ergibt sich diese ganz automatisch aus langer Erfahrung mit den andersweltlichen Wirklichkeiten?

Die Gefahr dabei ist, dass man sich auf das Sehen versteift. Ich kann das aus meiner persönlichen Erfahrung sagen, denn ich habe ja auch nicht von Beginn an alle meine Sinne auf den schamanischen Reisen parat gehabt. Anfangs war ich auch mit dem, was ich auf meinen Reisen gesehen habe, nicht so ganz zufrieden. Ich wollte mehr. Das ist glaube ich das Ungestüm des Anfängers, der keine Geduld hat, auf die Früchte zu warten, die er irgendwann einmal ernten wird. Ich habe damals größten Wert darauf gelegt, dass die Bilder klar, intensiv und ohne Unterbrechung sind. Dabei habe ich nicht gemerkt, dass dadurch das Essentielle der Schamanischen Reise an mir vorbeigegangen ist. Meine ganze Aufmerksamkeit richtete sich auf das Sehen – es wäre jedoch mit jeder anderen Wahrnehmungsart dasselbe gewesen – und nicht mehr auf die Trance und somit das Loslassen. Ich habe mit dieser Beobachtung meines Sehens also dem Loslassen entgegengearbeitet. Irgendwann habe ich es bemerkt und mich aus dieser festgefahrenen Fokussierung befreien können, woraus sich all das entwickelte, was ich nun während einer Schamanischen Reise erfahre. Nun passiert alles von selbst, ohne, dass ich mir Gedanken darüber mache, ob es nun klar oder intensiv genug ist. Inzwischen fühlt es sich ähnlich an wie Bogenschießen: ich beginne zu trommeln, die Trance beginnt, ich fühle eine Kraft in mir aufsteigen und halte sie zurück, bis sie mich fast zum Bersten bringt. Erst dann lasse ich sie los. Deswegen vergleiche ich es mit einem Bogen, bei dem ich die Bogensehne nach hinten ziehe, die Spannung halte und im richtigen Moment den Pfeil loslasse. So wie ein Pfeil schieße ich dann in meine Reise hinein, erledige das, was zu tun ist, und kehre wieder zurück. Und ich treffe immer mein Ziel. Das ist es, worauf es ankommt. Eine wirkliche Schamanische Reise zeichnet sich durch Emotionen aus, nicht durch Wahrnehmungen. Je mehr Emotionen wir auf einer Schamanischen Reise hatten, desto größer das Prädikat dafür, dass wir eine wirkliche Schamanische Reise erlebt haben. Was, wie viel oder wie klar wir etwas sehen, spielt dann keine Rolle. Wir sollten uns nicht auf das Sehen oder das spannende Erleben versteifen.

Wie erhalten wir Zugang zum wirklichen, umfassenden SEHEN? Wie können wir uns dem wieder annähern oder gar „rückverbinden", ohne uns zu versteifen?

Ich hörte einmal die Geschichte von einem Amerikaner, der in einem Kloster in Tibet anrief und fragte: „Wenn ich zu euch komme, wie lange brauche ich dann, bis ich erleuchtet bin?" Der Mönch antwortete: „Naja, ungefähr fünf Jahre", worauf der Amerikaner sagte: „Aber wenn ich mich so richtig anstrenge und alles gebe?! Wie lange dauert es dann?" Der Mönch sagte: „Zehn Jahre."

Das beschreibt es ziemlich gut. Man kann nichts erzwingen, vor allem nichts, was spirituelle Entwicklung angeht. Je mehr man es versucht, desto kontraproduktiver handelt man. Es ist gut, so etwas dann zu erkennen, die Richtung zu ändern und sich von diesem versteiften Wollen wieder zu lösen. Wir müssen uns keine Mühe geben, klare Bilder oder eine durchlaufende Geschichte zu erleben. Wir müssen nur trommeln und unsere Reise machen, mit einer klaren Intention. Wenn man diesen hohen Anspruch an sich loslassen kann, wird allein dadurch ein großer Wandel geschehen.

Wie können wir heute mit der Erde und den Tieren in Einklang leben, wo es kaum mehr wilde Natur gibt, die unsere Seele in der Tiefe anspricht? Benötigen wir Reisen in norwegische Wildnis, die mongolische Steppe oder andere eher abgelegene Gebiete, in denen noch nicht so viel domestiziert wurde?

Die Gefühle und Erfahrungen, die wir in Norwegens Wildnis oder ähnlichen Gegenden haben, sind in uns. Die Gefühle und Erfahrungen, die wir in irgendeiner Großstadt haben, sind in uns. Die Gefühle, die wir haben, wenn wir eine stark befahrene Autobahn sehen, sind in uns. Wenn ein Kind diese Autobahn ansieht, sagt es vielleicht etwas wie: „Oh, schau mal, die vielen Lichter, das sieht aber schön aus!" Erst das Wissen darum, dass es vielleicht etwas Schlechtes oder Störendes sein könnte, macht es zu etwas Negativem. Haben wir eine grundsätzliche Achtung vor dem Leben und schützen die Natur, so stellt sich diese Frage nicht. Wir können überall das Leben erspüren, egal, wo wir uns befinden.

Die Natur, besonders die „unberührte Natur", ist voller Leben und geheimnisvollen Kräften. Während wir in Städten oder Parks mehr von menschlichen Gedanken umgeben sind, da ja fast alles um uns herum von Menschen erdacht wurde, finden wir in abgeschiedenen Gegenden das Leben selbst. Dort sucht das Leben einen Weg, immer neue Formen zu erschaffen. Viele Menschen finden tiefe Erkenntnisse und sehr oft Trost in der Natur.

Die Natur hat immer positiven Einfluss auf uns, selbst wenn wir nicht in der Stimmung sind. Ich war und bin immer viel in die Natur wandern gegangen, und die Zeit als ich noch einen Hund hatte lehrte mich, dass es selbst dann wertvoll ist in die Natur zu gehen, wenn man zunächst überhaupt keine Lust dazu verspürt. Der Hund musste ja raus – also auch ich. Man muss der Natur Zeit geben, meistens dauert es 20 bis 30 Minuten, dann taut in uns etwas auf, unser Herz öffnet sich, uns begegnet so viel das jenseits von Worten ist. Die Natur lockt nicht mit großen Versprechungen wie anderes in unserer künstlichen Welt, aber gibt einem immer etwas. Und ein kleines Stück Natur findet man zum Glück fast überall.

Eingebettet zu sein in die Natur und in natürliche Zyklen, bedeutet für mich auch, einen Kontakt zu den Ahnen zu wahren. Sollte man diesen gezielt suchen oder sich eher überraschen lassen, wann eine Botschaft zu uns hindurchdringt oder ein Kontakt zustande kommt?

Es ist wichtig, die Ahnen zu ehren. Sie waren vor uns da, haben uns den Weg geebnet, haben uns zur Welt gebracht und haben uns so lange geführt, bis wir selbstständig leben konnten. Eigentlich sind wir es unseren Ahnen auch schuldig, Nachwuchs in die Welt zu bringen, damit das Leben weitergeht. Wenn man seine Ahnen mit ins Leben einbindet und einfach teilhaben lässt, ihrer gedenkt und an manchen Tagen etwas zu Essen für sie hinausstellt, so achtet man den Kreis des Lebens. In bestimmten Situationen ist es auch notwendig, dass man Kontakt aufnimmt, um Unerledigtes zu bearbeiten. Leider passiert es viel zu oft, dass ein Mensch stirbt, bevor man alles Wichtige sagen konnte, was noch zu sagen war. Dies lässt sich, wenn der Ahne damit einverstanden ist, nachholen. Der Schamane war seit jeher der Mittler zwischen den beiden Welten und konnte mit der Schamanischen Reise die Grenze überschreiten, um solche Botschaften zu empfangen und zwischen den Lebenden und den Toten zu vermitteln.

Je mehr Technik sich entwickelt, desto entspannter und „besser" können Menschen leben. Doch damit verlernen wir auch immer mehr die naturgegebenen Fähigkeiten, zum Beispiel die Fähigkeit uns zu orientieren, wenn wir uns ausschließlich auf das Navigationssystem verlassen. Ganz ohne den technischen Fortschritt zu verteufeln: Was können wir tun, um nicht immer mehr dieser Fähigkeiten zu verlieren?

Ich stelle meistens in Frage, ob der technische Fortschritt positiv zu werten ist. Natürlich kommt man mit einem Auto oder Flugzeug schneller von A nach B – aber haben wir auch mehr Zeit?! Und wenn ja: Wofür nutzen wir sie? Wir haben mehr Lärm und mehr Verschmutzung der Umwelt, gleichzeitig jedoch immer mehr Burn-Outs und einige andere sogenannte Zivilisationskrankheiten. Viele Dinge, die uns ursprünglich das Leben erleichtern sollten, haben es letztlich komplizierter und unnötig schneller, damit auch stressiger gemacht. Und auch unbewusster. Wir rasen an all der Schönheit vorbei, wir rasen in den Urlaub und wenn wir angekommen sind, müssen wir uns erst einmal zwei Tage lang von der Raserei erholen, um dann irgendwann wieder zurückzurasen, an all den schönen Orten und Plätzen vorbei, die unterwegs liegen. Das Gefühl des Lebendigseins geht immer mehr verloren. Wir sind von morgens bis abends in Rauhfaserkisten eingesperrt, aus denen wir nur zum Einkaufen herauskommen. Ich kann für mich sagen, dass ich mich dem Sein, dem Leben und der Lebendigkeit wesentlich näher fühle, wenn ich mich in ein kaltes Gewässer stürze, barfuß durch den Wald laufe oder im Regen tanze. Es mag vielleicht schmerzhaft sein, eisig kalt, an den Füßen pieksen, doch es ist lebendig. Ich fühle mich dadurch gesünder und glücklicher. Deshalb spreche ich all den Erfindungen das Positive erst einmal ab, bis mir das Gegenteil bewiesen wird. Bei all der Mühe, die die Menschheit sich gegeben hat, um diesen technischen Fortschritt zu entwickeln, sollte heute eigentlich kein Mensch Hunger leiden müssen, jeder ein Dach über dem Kopf haben, jeder Kranke Pflege bekommen und jeder Mensch für sich selbst, seine Musen und seine Entfaltung ausreichend Zeit haben. Dem ist leider nicht so, also ist irgendetwas verkehrt gelaufen. Die Wissenschaftler sagen, dass die Erde wie wir sie kennen und das Leben auf ihr nur durch ein Zusammentreffen zahlreicher außergewöhnlicher Umstände zustande kam. Unser Planet scheint nach dem derzeitigen Stand einzigartig in den unglaublichen Weiten unseres bekannten Universums. Diese Erkenntnis scheint aber niemanden zu kümmern. Stattdessen sorgen wir uns in dem kurzen Zeitraum unseres Auftauchens hier auf Erden um unseren Einfluss, unsere Macht und unseren Status.

Wie könnte ein „schamanisches Leben“ aussehen, in dem der Broterwerb mit einem handwerklichen Beruf oder einem Bürojob stattfindet, jedoch keine Beratungspraxis eröffnet wird?

Der klassische Schamane wehrt sich meistens gegen diese Berufung. Alle in einem solchen Dorf müssen viel Arbeit leisten, um ihr Leben bestreiten zu können. Sie müssen unter anderem die Felder bestellen, auf die Jagd gehen oder weben. Die Berufung zum Schamanen bedeutet für diese Menschen eigentlich nur, dass sie zusätzlich zu all der vielen Arbeit, die alle anderen ebenfalls haben, abends auch noch den anderen helfen müssen. Und das will niemand. Aus diesem traditionellen Ansatz heraus finde ich auch, dass Schamanismus kein Vollzeit-Job ist. Es ist eher etwas, dass nebenher laufen kann. Wenn ich daraus einen Vollzeit-Job mache, müsste ich ja den Geistern eine Stempeluhr aufhängen, damit sie immer pünktlich zur Stelle sind. Das geht nicht. Zudem bin ich abhängig von den Klienten, den Sitzungen, die ich gebe und den Geistern – all das bringt mich in eine Klemme, weil ich damit meinen Lebensunterhalt verdienen *muss*. Ich kann nur davon abraten, damit seinen Lebensunterhalt verdienen zu wollen. Es kann natürlich passieren, dass genügend Klienten, genügend Sitzungstermine da sind, dass man davon leben könnte, doch die generelle Abhängigkeit davon ist nicht empfehlenswert. Schamanismus ist ein Dienen, eine Hingabe an die Geister, an das Heilen, an das Leben. Die Geister sind es, die Wissen und Kraft haben und sie „wehen" wo und wann sie wollen. Wir haben relativ wenig dazu beizutragen, um den Menschen, die zu uns kommen, zu helfen. Wir bilden eine Brücke, die die Geister nutzen können. Mehr nicht. Hingabe bedeutet, dass das eigene Wollen ganz aufhört. Ich gebe mich hin, nicht mehr und nicht weniger. Ich selbst praktiziere Schamanismus, weil es mich erfüllt, mein ganzes Herz erfüllt, so sehr, dass ich es kaum fassen kann und weil ich anderen Lebewesen damit helfen kann. Ich gehe nicht für mich selbst auf Schamanische Reisen, weil ich der Meinung bin, dass ich mein Leben genauso zu leben habe, wie alle anderen Menschen auch. Ich bin froh und dankbar für alles, was mir die Geister geben, doch ich lebe mein Leben mit allen guten und schweren Zeiten, allem Leid, aller Freude, allen Hindernissen. Wäre ich im Hauptberuf Bäcker oder übte irgendeinen anderen Beruf aus, wäre ich genauso glücklich und würde es als ebensolchen riesigen Zugewinn betrachten, meinen Alltag letztlich als das erkennen zu können, was er ist, nämlich spirituell durchwoben. Diese Welt ist geheimnisvoll und jegliche Arbeit ist spirituell. Es gibt keine bessere oder schlechtere Arbeit, keine wertvollen oder weniger wertvollen Berufe. Ich würde es auch begrüßen, wenn Berufe nach der Lebenszeit bezahlt würden, die man für sie gibt und zwar bei jedem gleichwertig. Warum sollte jemand, der sich zur Arbeit mit Holz berufen fühlt, weniger für seine Zeit erhalten als jemand, der im Heilen anderer Menschen seine Berufung sieht?! Wenn jeder seiner Berufung folgen könnte ohne dabei finanzielle Interessen zu berücksichtigen, hätten wir viel mehr begnadete Arbeiter.

Du sagtest, Spiritualität und Alltag seien bei Dir nicht getrennt, du bist „begeistert". Kannst du einen Einblick geben, was das konkret bedeutet? Wie kann es aussehen?

„Begeistert" drückt es schon aus. Wie fühlt sich das an, begeistert zu sein? Es gibt keine Wünsche, man ist glücklich da zu sein, man genießt die Zeit, die man hat, man hat eine Aufgabe, man muss nichts suchen. Bei mir kommt hinzu, dass ich mich immer behütet fühle, getragen und umringt von Lebendigkeit. Und da ich versuche, bewusster zu leben, gibt es täglich viele Momente, in denen ich von Dankbarkeit erfüllt bin.

Jeder kennt in seinem Leben Aufgaben, die wenig erfüllend, vielleicht sogar unangenehm aber notwendig sind. Wie ist das bei dir, wie gehst du damit um?

Nun ja, ich weiß, wozu ich berufen bin und was ich lieber anderen Menschen überlassen sollte. Nichtsdestotrotz gibt es in meinem Leben auch Sachen, die ich weniger gern tue, doch sie nerven mich nur dann, wenn ich verbissen an sie heran gehe. In dem Moment, in dem ich es annehme und als neue Herausforderung sehe, die es ja ist, da sie sonst nicht in mein Leben getreten wäre, lerne ich Neues dazu. Zahnschmerzen wollen mich genauso auf etwas hinweisen wie ein verstopfter Abfluss und sei es nur, dass ich lerne, wie man einen verstopften Abfluss reinigt. Es klingt vielleicht lächerlich, aber das kann eine unheimlich spannende Sache sein. Bei uns war der Abfluss gerade verstopft und die Handwerker kamen mit einer Art Endoskop, das sie in den Abfluss steckten und ich konnte auf einem Monitor alles beobachten. Das war unheimlich spannend und ich bin nachher noch mit diesem Gerät in unseren Garten gegangen und habe Mauselöcher erkundet, in denen ich teilweise Salamander und Kröten fand. Es war toll. Wenn ich mich gegen so etwas wehre und es verfluche, ist es wie mit allem anderen auch, was ich negativ betrachte – es geht mir auf die Nerven. Unsere Haltung den Widrigkeiten des Lebens gegenüber bestimmt, ob wir mit dem Leben glücklich sind oder nicht. Ich empfehle allen, im Fluss zu bleiben, das eigene Tempo zu finden und sich nicht dadurch beirren zu lassen, dass andere gewisse Dinge vielleicht schneller machen.

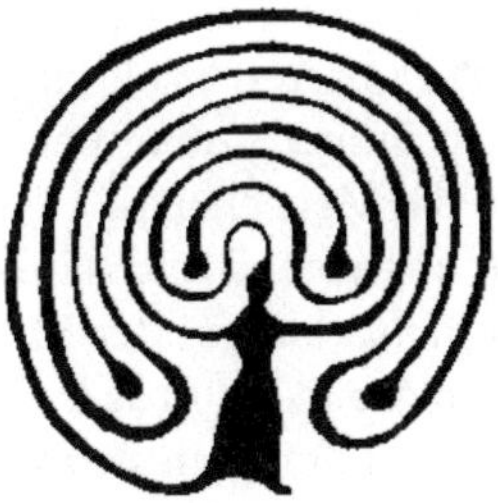

Kapitel 10
Schamanische Arbeit in der Praxis

Warum ist eine klare Intention wichtig für eine Schamanische Reise?

Der Hauptgrund ist, dass die Geister wissen müssen, was wir vorhaben und wo wir hin wollen. Es gibt verschiedene Orte, die sich normalerweise auf dem Weg in die Obere oder Untere Welt befinden und an denen man bestimmte Aufgaben erledigen kann. Ich bin zwölf Jahre lang an diesen Orten vorbeigereist, weil ich nicht die Intention hatte, dort hinzukommen. Als ich dann diese Intention hatte und dort hingeführt wurde, habe ich mich darüber gewundert, dass ich diese Orte niemals gesehen hatte. Die Geister müssen also genau wissen, wo sie uns hinbringen sollen, damit wir unsere Aufgabe erfüllen können. Ein weiterer Grund, weshalb die klare Intention so wichtig ist, ist dem Universum bekanntzugeben, wer ich bin und was ich zu tun gedenke. Erst dann kann sich das Universum darauf einstellen und alles bereithalten, was ich benötige, um meine Aufgabe zu erfüllen. Geht man ohne eine Intention auf die Reise, so wird auch der Reiseverlauf eher konfus und durcheinander sein. Dieses Durcheinander wirkt sich dann nicht nur auf die gesamte Reise, sondern letztendlich auf die schamanische Arbeit und somit auch das Ergebnis für den Klienten aus. Damit es für diesen einen klaren Abschluss und eine verständliche Botschaft ergeben kann, muss es auch einen klaren Anfang und eine klare Reise geben.

Warum ist ein mehr oder weniger steil nach unten führender Tunnel (in die Untere Welt) ein gutes Zeichen?

Geht der Tunnel steil und ohne Umwege nach unten, so kann man absolut sicher sein, in der unteren Welt angekommen zu sein. Die Untere Welt findet man immer unten, wie der Name schon sagt. Manchmal beschreiben die Menschen den Tunnel als fast eben, nur flach abfallend oder gar ansteigend und dann kann man sich nie sicher sein, ob man sich nicht doch in der Mittleren Welt befindet. Wenn der Tunnel nur knapp in die Erde hineingeht und dann zum Beispiel in Kurven verläuft, kann man sich weiterhin in der Mittelwelt befinden.

Nicht jeder Schamanisch Praktizierende möchte mit den Methoden, die er erlernt hat, anderen helfen. Ist der Schamanismus auch ausschließlich für das eigene spirituelle Erleben, die eigene Suche anwendbar?

In den indigenen Kulturen war es sogar so, dass ein Schamane nicht für sich selbst oder nahestehende Personen reisen konnte, sondern einen anderen Schamanen kommen ließ. Man vermutet, dass es mit der großen Welle der Selbstfindung, die wir hier im Westen erleben, zu tun hat, und die Geister auch ein großes Interesse daran haben, dass wir uns selbst als Gesellschaft finden. Deswegen gelingt es immer mehr Menschen durch die Hilfe der Geister, auch für sich selbst zu reisen. In den klassischen schamanischen Kulturen war dies jedoch nicht der Fall. Wenn ein Schamane oder ihm nahe stehende Menschen Hilfe brauchten, wurde ein anderer Schamane gerufen. Teilnehmer, die in den Basisseminaren bei den ersten Reisen nichts sehen oder sagen „Es klappt bei mir nicht!“, die beruhige ich dann immer bis zu der Reise, in der es darum geht, für einen anderen Menschen ein Krafttier zu finden. Meistens funktioniert es dann ganz leicht. Natürlich sind sie enttäuscht, weil sie gehofft hatten, ein Werkzeug und auch Antworten für sich selbst zu finden. Dieses Phänomen können alle Teilnehmer des Basisseminares bei dieser Reise erfahren – es geht einfacher und schneller, wenn wir für andere reisen. Selbst wenn es uns bei unserer schamanischen Arbeit nicht gelingt, Heil und Antworten für uns und nahestehende Menschen zu erhalten, bewirkt unser Kontakt zu den Geistern durchweg Positives. Sie helfen und unterstützen uns, wo es passend ist und es ist einfach gut, sie an seiner Seite zu wissen.

In indigenen Kulturen war die gesundheitliche Hilfe eines Schamanen nur in Ausnahmefällen nötig. Welche Ausnahmen waren das? Und wie ist es heute?

Diese Ausnahmefälle, in denen der Schamane benötigt wird, sind in Gesellschaften, die den Kontakt zur Natur verloren haben, natürlich wesentlich häufiger. Die Welt und das Leben auf ihr funktionieren schon sehr lange. Bei uns Menschen so gut, dass wir uns auf dem gesamten Globus etabliert haben und sogar andere Lebensformen, indem sie uns folgen, an unserem Erfolg teilhaben können. Dabei brauchen wir nur an Mäuse, Ratten, Saatkrähen etc. zu denken.

Die gesunde Stammesgesellschaft sehe ich als einen intakten Kreis. Auch der Stamm selber sieht es so und legt deshalb viel Aufmerksamkeit auf die Armen und Schwachen des Stammes, da dies die Punkte sind, an denen das Gesamtgefüge am gefährdetsten ist. Die Kette bricht am schwächsten Glied, heißt es ja richtig. Wir sind heute weit entfernt von einer Stammeskultur, haben unsere Wurzeln verloren, haben keine Richtung und keinen Halt. Wir haben uns von der Natur und unserem Inneren entfernt. Sind zu laut geworden, um die Stimme unseres Herzens zu hören und haben die Unsichtbaren ins Reich der Fabeln verstoßen. Unsere Auffassung, die Natur als unseren Feind zu betrachten, führt uns letztlich gegen uns selbst ins Feld, da wir selber ein Teil dieser Natur sind. In den Städten führen wir eigentlich ein menschenunwürdiges Leben und es wundert mich daher nicht, dass viele Indigene unsere Stätten der Zivilisation als die „tote Welt" bezeichnen. In unserer heutigen Kultur ist es leider so, dass Mitgefühl und das Interesse am Mitmenschen erschreckend zurückgegangen sind und dementsprechend häufiger wird die Hilfe eines Schamanen benötigt. Unsere Gesellschaft ist natürlich auch weitaus größer als die damaligen Stammesgesellschaften, allein in meiner Stadt leben um die 60.000 Menschen, und somit ist der Bedarf natürlich auch dementsprechend höher.

Wie kann ich herausbekommen ob ich wirklich für die schamanische Arbeit mit Klienten berufen bin?

Letztendlich benötigt es vielerlei, um zum Schamanen berufen zu werden. Das wichtigste ist selbstverständlich der Kontakt zu den Helfern der *Nicht-Alltäglichen Wirklichkeit*. Wenn diese für uns vorsehen, dass wir Menschen helfen und mit ihnen arbeiten sollen, so werden sie uns Klienten schicken. Das ist das allerbeste Zeichen! Das heißt, es werden Menschen kommen, die von dir gehört haben oder du wirst im zwischenmenschlichen Gespräch mit Menschen zusammenfinden, die dich dann um Hilfe bitten. Die Geister werden sich um deine Ausbildung kümmern und dafür sorgen, dass du den Menschen, die sie dir als Klienten schicken, auch wirklich helfen kannst. Ich persönlich habe die Erfahrung gemacht, dass man alles schaffen kann, was die Geister einem an Aufgaben zutrauen, sonst hätten sie es einem nämlich nicht geschickt. Man muss nur den Mut haben, es anzunehmen. Man muss es probieren. Die Haltung des Schamanisch Praktizierenden spielt dabei auch eine Rolle. Wenn sein Wunsch zu helfen und mit den Geistern zusammenzuarbeiten stark und rein ist und die Geister das merken, dann nehmen sie ihn auch an und schicken ihm Klienten. Der Geist weht, wo er will. Wenn er uns und unseren Wunsch unterstützen möchte, wird er dies tun. Wenn es zu Beginn stimmig ist und dann vielleicht Ziele entstehen, die mit gewissen Hintergedanken verbunden sind, so wird der Geist irgendwann nicht mehr für uns wehen. Dann passt es einfach nicht mehr. In den klassischen schamanischen Kulturen entsprach es meist nicht den Wünschen der Menschen, die erwählt wurden. Sie wurden oft krank und im Delirium hatten sie eine Erscheinung, die ihnen sagte: „Du musst schamanisch arbeiten!“. Diese Arbeit beinhaltete das Seelengeleit Verstorbener, die Behandlung von Kranken, Nahrungsbeschaffung, Weissagung und Prophezeiung. Sie waren und sind tätig als Zeremonialleiter, Geburtshelfer, Bewahrer der Historie und Geschichtenerzähler. Über solch eine Berufung, die mit immensen Pflichten verbunden war, freute man sich häufig überhaupt nicht. Heute ist das alles ein wenig anders. Es geht viel zu häufig darum, besonders zu sein oder eine besondere Gabe zu haben. Ganz einfach gesprochen: Maurer zu sein ist auch eine Gabe. Das kann nicht jeder. Es können vielleicht viele lernen, doch wenn sie es dann auch gut machen, haben sie wohl eine Begabung dafür. Nicht besser oder schlechter als andere Begabungen. Ich bezeichne einen Schamanen als jemanden, der mit Hilfe der Geister anderen Menschen hilft. Auch das ist eine Gabe, ebenfalls nicht besser oder schlechter als andere. Man kann es genauso erlernen wie das Maurern, jedoch wird vielleicht auch beim Maurern lernen die eine Mauer schief und krumm, die andere aber nicht. Es gibt Maurer, die eine wunderschöne, fugenlos gemauerte Wand hinbekommen und die sind oftmals wahre Künstler. Es geht über einfaches Maurern weit hinaus und diese Menschen habe eine ganz besondere Gabe. Genauso gibt es große schamanische Heiler und weniger große. Im Schamanismus ist es so, dass derjenige ein starker Heiler ist, der starke Geister um sich herum hat. Natürlich suchen die Geister sich begabte Menschen, von denen sie wissen, dass sie eine reellere Chance haben mit diesen gemeinsam anderen helfen zu können. Oftmals ist der Heilerfolg ohnehin von vielerlei Faktoren abhängig. Wenn wir von dem Prinzip „Krankheit als Weg“ ausgehen, können wir nicht gleich sagen „ich tauge wohl nichts“, wenn wir einen Menschen nicht von einem speziellen Leiden erlösen können. Es ist auch immer vom Klienten abhängig, ob er ein Leiden loswerden kann oder nicht. Manche müssen es eine Zeit lang tragen, um daraus für sie wichtige Erkenntnisse zu gewinnen. Dadurch wird Leid zu einem Werkzeug, das benötigt wird und es wäre fatal, wenn die Geister dem Klienten dieses Werkzeug nehmen würden. Wenn ich also keinen Heilerfolg habe, so kann es bedeuten, dass ich keine starken Geister als Verbündete habe, nicht zum Heilen berufen bin oder es für den Klienten noch nicht an der Zeit ist, geheilt zu werden. Hier interagieren also die drei Faktoren Geister, Brückenbauer und Klient. Ein Mensch, der ein großes Herz und viel Mitgefühl hat, wird natürlich von den Geistern bevorzugt. Warum sollten sie sich auch einen Brückenbauer suchen, der keinerlei Interesse an Heilung oder anderen Menschen hat?! Auf der Seite des Klienten reicht das Leiden aus und der richtige Zeitpunkt, dieses Leiden nun ablegen zu können. Es ist hilfreich, wenn die Klienten für diese Art des Heilens offen sind und auch bereit sind, etwas dafür zu tun. Bei der Seelen-Rückholung liegen bis zu 70% der Heilung beim Klienten und er erhält hilfreiche Übungen und Anregungen, die Seele willkommen zu heißen.

Was ist eine Erwählung oder woran erkennt man diese?

Bei mir war es so, dass ich durch verschiedene Aufgaben hindurchgeführt wurde. Zu Beginn waren meine Klienten häufig Kinder, die einen chronischen Husten, chronische Nebenhöhlenvereiterungen oder andere chronische Krankheiten hatten und bei denen meistens ein Krafttierverlust zugrunde lag. Ich verbrachte also einige Zeit mit dem Zurückbringen von Krafttieren, bis eines Tages ein Klient mit einem Seelenverlust zu mir kam und ich lernte, wie man Seelen aufspüren, sie zurückbringen und die Nachsorge machen konnte. Dies vertiefte ich dann in einem Seminar. Danach kamen die Aufträge für Hausreinigungen und Reinigungen von Orten in der Natur, an denen die Menschen sich plötzlich nicht mehr wohl fühlten. Erst dann kamen Menschen mit schweren Traumata, Besetzungen oder schweren chronischen Krankheiten. Ich wurde also schrittweise an schwierigere Aufgaben herangeführt und habe die Techniken stets in Seminaren vertieft, obwohl ich den Geistern zutiefst vertraute.

Welche Verpflichtungen bestehen den Geistern gegenüber?

Generell bestehen gar keine Verpflichtungen, aber um besser arbeiten zu können, mehr Kraft zu haben und bessere Erfolge zu erzielen, ist es wichtig, den Kontakt mit den Geistern zu halten, durch die Schamanische Reise oder den Krafttiertanz. Außerdem ist es wichtig, dass man im Umgang mit den Menschen im allgemeinen Grenzen wahrt, niemandes Privatsphäre verletzt und moralisch integer handelt. Damit meine ich zum Beispiel, dass man niemanden ungefragt „heilt“. Wenn ich in ein Mehrfamilienhaus zur Hausreinigung gerufen werde, bitte ich meine Auftraggeber, mit den anderen Parteien zu sprechen, ob ich in deren Wohnungen gegebenenfalls auch eine Reinigung durchführen darf. Wenn die Auftraggeber mir sagen, dass die anderen Bewohner dafür nicht offen sind, man mit denen nicht reden kann oder sie es nicht wünschen, reinige ich also keinesfalls deren Wohnungen mit – auch nicht in den Fällen, in denen es meinen Auftraggebern gut tun würde. Ich halte mich aus den Wohnungen der anderen heraus und dies sollte generell für das ganze Leben anderer Menschen gelten, die mein Eingreifen nicht wünschen oder von diesem vielleicht gar nichts wissen. Selbstverständlich sollten wir die Mittelwelt-Reise ebenfalls nicht dazu verwenden, zu überprüfen, ob unser Freund, der gerade auf Mallorca Urlaub macht, uns auch treu ist. Man sollte sich immer fragen, ob man das, was man da gerade tun möchte, bei sich selbst wollen würde! Verneine ich dies, so lasse ich es, da es mir ansonsten auch leicht passieren kann, dass die Geister mir den Rücken zukehren. Hat man sich einen kleinen Patzer erlaubt und ist sozusagen über das Ziel hinausgeschossen, so nehmen sie einem das nicht übel. Nutzt man ihre Hilfe jedoch aus, ist es recht schnell vorbei und wir verlieren mehr und mehr an Kraft.

Muss ich selbst vollständig „geheilt“ sein, um anderen gegenüber mit einem „Heilungsauftrag“ auftreten zu können?

Nein. Da kann man den Geistern voll und ganz vertrauen. Mir haben die Geister schon Klienten geschickt, als ich noch nicht vollständig war und daher weiß ich, dass es möglich ist. Alles, was nötig ist, oder was die Geister wollen, das mit mir passiert, damit ich heile, regeln sie. Sie kümmern sich um mich, immer und immer wieder, weil sie ein Interesse daran haben, dass meine Kraft und meine Kenntnis von alldem anwächst, damit ich noch besser gemeinsam mit ihnen helfen kann. Ich benötige keine Vollständigkeit, um in die *Nicht-Alltägliche Wirklichkeit* zu gelangen, meine Geister zu kontaktieren oder für mich zu gewinnen und demnach benötige ich auch keine Vollständigkeit, um anderen Menschen zu helfen. Aber eine Nicht-Vollständigkeit bedeutet ja auch einen Verlust von Kraft und ein Verlust von Kraft ist für schamanische Arbeit immer kontraproduktiv, weshalb die Geister sich ganz schnell darum kümmern werden, dass man vollständig wird. Die Hilfe für andere und die eigene Ganzwerdung geschehen sozusagen Hand in Hand.

Es soll einige Anzeichen für schamanische Initiationen geben. Bedeutet zum Beispiel eine selbst erfahrene „Zerstückelungsreise", dass man jetzt „Schamane ist"? Oder kann diese Initiation (auch) auf etwas ganz anderes hindeuten?

Initiationsriten sind Übergangsriten und die klassische schamanische Initiation ist der Schamanen-Tod. Dieser Tod macht den Schamanen zum Schamanen, weil er mit dem Tod in die *Nicht-Alltägliche Wirklichkeit* gelangt. Er gelangt in die jenseitige Welt und kann dort die Geister treffen, mit denen er dann zusammenarbeiten wird. Hieran erkennt man noch einmal die Bedeutung des Namens „Zaunreiter" oder Grenzgänger. Der Schamane ist der einzige, der das Diesseits und das Jenseits vor seinem Ableben bereist und kennt. Die Schamanen waren oftmals zwiespältige Naturen, nicht nur innerhalb ihrer Arbeit, sondern auch, was ihre Persönlichkeiten anbetraf. Bei den Hunnen wurden die Schamanen sogar nicht einmal als männlich oder weiblich, sondern als Mischwesen angesehen. Bei den Inuit wird der Schamanen-Tod oftmals durch einen Eisbären, der den Schamanen frisst und ihm dadurch den Tod bringt, ausgelöst. Die Schamanen treffen jedoch nicht nur die Geister, mit denen sie künftig zusammenarbeiten, sondern werden gleichzeitig für die Arbeit, die sie künftig tun werden, vorbereitet. Sie werden nach dem Schamanen-Tod wieder zusammengesetzt und erhalten dabei einen tiefen Einblick in den menschlichen Körper. Sehen das Skelett, die Blutbahnen, die Muskeln, die Organe und deren Aufgaben und alles, was mit dem Körper zusammenhängt. Soll der Schamane später ein guter Knochenheiler werden, so wird in diesem Prozess seine Aufmerksamkeit auf die Knochen gelenkt werden. Außerdem erfährt der Schamane selbst bei dieser Zerstückelungsinitiation Heilung, da die Geister schadhafte Körperteile entfernen oder reinigen und ihn ganz neu zusammensetzen. Man kann sich eine Zerstückelung so vorstellen, dass wir an einen Ort kommen, an dem wir, auf welche Weise auch immer, umgebracht werden. Da sind die Geister sehr einfallsreich. Das Zusammensetzen hinterher ist ebenfalls recht vielfältig erlebbar. Manche wurden aus Lehm wiederhergestellt oder bekamen etwas Neues eingepflanzt oder eingesetzt. Wer so etwas erlebt, sollte diesen Vorgang ganz besonders beachten, da er Hinweise birgt, womit wir in Zukunft verstärkt arbeiten werden oder was bei uns selbst nicht ganz gesund gewesen ist. Normalerweise können wir nach der Zerstückelung und anschließenden Zusammensetzung wieder zurückreisen und das Erlebnis auf uns wirken lassen. Wir können uns anschauen, was diese Erfahrung mit uns gemacht hat. Es gibt jedoch auch Fälle bei denen der Mensch nicht vollständig zusammengesetzt wird, also bestimmte Teile weggelassen werden. In den Seminaren kommt es häufig vor, dass beim Zusammensetzen der Kopf weggelassen wird. Bei einer solchen Erfahrung sollte sich jeder selbst fragen, was das bedeuten könnte. Meine Teilnehmer sagen dann oft etwas wie: „Ich glaube, ich bin manchmal zu verkopft. Vielleicht soll ich die Erfahrung machen, wie es ganz ohne Kopf ist." Es dauert übrigens meistens nicht lange, bis die Menschen diesen zuerst weggelassenen Teil wiedererhalten.

Heute scheinen viele Menschen diese Erfahrung zu machen...

Ursprünglich war dieses Zerstückelungserlebnis ein Zeichen für die Initiation zum Schamanen, doch die Welt hat sich verändert und es besteht heute ein großer Drang nach Selbstfindung. Immer mehr Menschen erfahren diese Initiation, obwohl sie hinterher nicht schamanisch arbeiten. Den Grund dafür sehe ich in der verstärkten Hinwendung zu unserem Inneren, zu unserem Herzen, unserem Menschsein. Also derselbe Grund, aus dem so viele Menschen heute auch für sich selbst reisen können. Die Geister haben Mitgefühl mit unserer Situation. Wir sind so gesund wie noch nie, leben sicherer als je zuvor und haben dennoch offenbar größere Angst als unsere Vorfahren.

Das Zerstückelungserlebnis beinhaltet gleich mehrere Erfahrungen. Es kann uns Kenntnisse über die Physis des Menschen schenken, ist ein Neu-Erinnern des Körpers und entfacht eine neue Ebene unserer Verbindung mit den Geistern. Zudem ist da diese außerkörperliche Erfahrung, wie man sie auch aus Berichten über Nahtoderlebnisse kennt. Sie kann uns die Angst vor dem Sterben nehmen. Es ist die Premiere des Verlassens des Körpers auf ganz bewusste Art und Weise.

Wir haben unseren Körper vielleicht auch zuvor in Träumen verlassen, dies ist jedoch nicht bewusst geschehen. Bei der Zerstückelung kann es sein, dass die Menschen anfangs einen Schmerz wahrnehmen, doch dann sind sie nur noch unbeteiligte Beobachter des Geschehens und schauen sich alles ganz bewusst an. Bekommt man Teile eingesetzt, die für die schamanische Arbeit dienlich sind und darauf hinweisen, dass man den Pfad des Heilens oder des Schamanischen Arbeitens beschreiten sollte, so wäre das eher ein Zeichen für die Initiation zum Schamanen und dass man diesen Weg auch gehen sollte. Sollte uns die Pforte zum Jenseits gezeigt werden, so kann dies ein Hinweis darauf sein, dass wir Sterbebegleitung oder Psychopompos-Arbeit leisten sollten.

Du sagst, dass wir unsere Schwerpunkte innerhalb unserer Arbeit immer weiter wandeln, um uns selbst auszubilden. Wie sieht eine „Ausbildung" in der Anderswelt aus? Oder woran erkenne ich diese?

Ich selber habe das Gefühl gehabt, dass ich in eine Schule kam, mit dem Unterschied, dass ich keine Ahnung hatte, welches Unterrichtsfach gerade abgehalten wird und keinen blassen Schimmer davon, worauf diese Ausbildung hinausläuft. Das einzige, was ich wusste, war, dass ich Verbündete habe und mir der Kontakt zu ihnen sehr sehr wichtig ist. Woran ich letztlich erkannte, dass es eine Ausbildung war, war zum einen, dass an mir gearbeitet wurde, ohne dass ich das forciert habe. Bei einigen meiner Reisen geschah nicht das, was ich mir vorgenommen hatte, sondern es ging plötzlich um meine Heilung und Entwicklung. Zum anderen erkannte ich es an den immer häufigeren Klientenanfragen und daran, dass die einzelnen Fälle immer schwieriger wurden. Die Unterstützung der Geister war immer groß. Innerhalb von Seminaren werden immer Situationen gestellt, damit die Teilnehmer die Möglichkeit haben, daran zu arbeiten und zu lernen. Ich hatte ja geschildert, dass es eher Ausnahmefälle sind, zu denen Schamanisch Praktizierende gerufen werden und wenn wir nun auf einem Seelenrückholungs-Seminar sind, hat auf einmal jeder eine verlorene Seele. Diese Situationen werden bei dem einen oder der anderen von den Geistern gestellt oder simuliert, damit wir daran arbeiten können. Die Geister gestalten so vieles, woran wir lernen und üben können, da sie ein sehr großes Interesse daran haben, dass wir mit ihnen zusammenarbeiten.

Du willst damit jedoch nicht sagen, dass das seelische Leid der Seminarteilnehmer oft nicht real ist, sondern eher zu Ausbildungszwecken dient?

Natürlich nicht! Das Leid eines Menschen ist immer real und das kann ihm auch niemand absprechen. Gemeint war die Übungssituation auf Seminaren, bei denen Teilnehmer, die sich eigentlich gesund fühlen, plötzlich von einem anderen Teilnehmer eine Extraktion oder Seelen-Rückholung erfahren. Dabei handelt es sich nicht selten um von den Geistern arrangierte Situationen, damit die Teilnehmer es in der Praxis üben können.

Wenn wir eine Vision erfahren oder innerhalb der Reise den Auftrag bekommen, etwas verbal an jemanden weiterzugeben (den wir kennen) – sollten wir dies immer tun? Egal, um was es sich handelt?

Wenn die Geister sagen, dass die Botschaft für Person X gedacht ist, so sollten wir dies auch an Person X übermitteln. Allerdings habe ich bereits gesagt, dass alles, was die Geister sagen oder tun, als Vorschlag zu werten ist – so natürlich auch diese Übermittlung. Wenn diese Person also gar nichts mit Geistern und Botschaften anfangen kann oder meine Beziehung zu dieser Person eher schwierig ist, so kann ich die Geister fragen, was ich tun kann, um die Botschaft dennoch anzubringen. Die Geister können daraufhin verschiedene Vorschläge machen und wir können mit ihnen diskutieren. Wir sollten grundsätzlich schauen, mit wem wir es zu tun haben. Wenn wir für eine eher labile und ängstliche Person reisen und bei dieser zum Beispiel haufenweise schwarze Würmer im Bauch finden, so sollten wir es ihr eher vorsichtig umschreiben, da sie sonst vielleicht nie mehr glücklich werden wird. Wir könnten also sagen, dass wir dunkle Energie entfernt haben. Wir sollten uns immer mit Interpretationen zurückhalten. Wenn wir eine Vision haben und beim Erblicken dieser Bilder Gedanken entstehen, so müssen wir sehr vorsichtig sein, ob es sich wirklich um eine Botschaft oder um die eigenen Gedanken handelt. Eigene Gedanken sind aus allen Botschaften und Visionen herauszuhalten – es sei denn, ich bin mir unsicher. Dann kann ich die Gedanken dem Klienten mitteilen, mit dem Hinweis, dass ich nicht weiß, ob es sich um meine eigenen Gedanken handelt oder um einen Teil der Botschaft. Die Bilder der Vision kann ich an den Klienten eins zu eins weitergeben.

Wie kann man diese Art von Visionen Menschen übermitteln, die absolut nichts mit Schamanismus anfangen können?

Am besten „verpackt“ man es in etwas ein, das die Menschen normalerweise weniger ernst nehmen. „Du hör' mal, ich habe da einen seltsamen Traum von dir gehabt...“ So können die Menschen es auch als einen Traum abtun, werden es aber dennoch im Hinterkopf behalten und darüber nachdenken. Es erreicht sie also.

Ein wichtiger ethischer Punkt ist hier übrigens das „ungefragte schamanische (Be-)Handeln“. Selbstverständlich – und hoffentlich überflüssig zu erwähnen – gibt man niemals jemandem ohne dessen Wissen eine Sitzung oder (be-)handelt in welcher Form auch immer heimlich „zu dessen Bestem“! Ungefragt bedeutet in diesem

Zusammenhang jedoch auch, dass man einen Menschen nicht zu einer Sitzung drängt. Angenommen, ich treffe einen Mann, der so viel arbeitet, dass ihn seine Familie zuhause nur noch für ein Gerücht hält und ich sehe, dass er bald einen Herzinfarkt oder Schlaganfall bekommen wird. Ich spreche diesen von mir aus an, dass ich schamanisch arbeite, seinen Zustand und diese Gefahr gesehen habe und er entschließt sich zu einer Sitzung bei mir. Danach ist er noch energetisierter und arbeitet 14 statt zuvor 12 Stunden in seinem Büro. Seine Frau und seine Kinder verlassen ihn daraufhin. Mit meinem Eingreifen habe ich diesem Mann die Möglichkeit genommen, zu erkennen, was in seinem Leben für ihn wirklich wichtig ist. Unser Körper sendet uns über Leid meistens wertvolle Botschaften und es lohnt sich, diese anzuschauen. Nur durch dieses Anschauen kann der betroffene Mensch seine Erkenntnisse gewinnen und diese darf ich ihm durch mein Eingreifen nicht vorenthalten. Das ist der Hauptgrund, warum ein Schamane niemals seine Hilfe anbietet. Er wartet darauf, um Hilfe gebeten zu werden. Bei mir selbst bekommt auch niemand einen Termin, der nicht selbst danach fragt. Ich vergebe also keinerlei Termine, wenn ein Mensch für einen anderen Menschen anruft. Ich möchte von der Person, um die es geht, selbst gefragt werden. Die Grenzbereiche betreffen dann zum Beispiel Neugeborene oder Koma-Patienten, die nicht von sich aus um Hilfe bitten können. Hier sollte man seine Hilfe unbedingt neutral gestalten und Kraft senden, die derjenige nutzen kann und zwar sowohl für seine Genesung als auch für den Übergang, wenn es sich um den Zeitpunkt seines Todes handeln sollte. Wir sind in jedem Falle dem Klienten verpflichtet und seinem höchsten Wohle, selbst wenn dieses dem Wunsch und der Hoffnung seiner Familie widerspricht. Natürlich kann man auch der Familie helfen und ihnen in der Trauerzeit beistehen oder ihnen Wege zeigen, mit der derzeitigen Situation umzugehen. Sind der Koma-Patient und auch die Geister mit einer Kontaktaufnahme einverstanden, so kann man versuchen, denjenigen auf einer Schamanischen Reise zu treffen und ihn selbst fragen, ob er Hilfe wünscht und wenn ja, welcher Art diese sein soll.

Die schamanischen Hilfsmittel, wie Trommel, Räucherwerk etc. können auf manche Klienten befremdlich wirken. Gibt es Alternativen?

Da können leicht Veränderungen vorgenommen werden, so dass auch ein sehr rationaler Klient nicht abgeschreckt wird. Von irgendwelchen Hilfsmitteln abhängig zu sein, ist für die schamanische Arbeit ohnehin nicht hilfreich. Die Trommel kann z.B. durch einen Stift, mit dem man gegen die Tischkante trommelt oder die Rassel gegen ein Päckchen Streichhölzer eingetauscht werden.

Andererseits haben sich unsere Klienten ja dafür entschieden zu einem „Schamanen" zu gehen. Dann sollten sie auch mit Räucherwerk und Trommel umgehen können.

Warum sollte man sich seine Trommel selbst bauen oder, wenn man sie sich bauen lässt, zumindest den Schlegel selbst bauen?

Jede Energie, die man in etwas investiert, bleibt bestehen. Hat man viele Messer, so nimmt man keine Beziehung zu einem einzelnen auf. Hat man jedoch ein Messer des Großvaters geerbt, welchem man ansieht, dass dieser Großvater es ein Leben lang benutzt hat, so entsteht vielleicht eine persönliche Bindung und man geht mit diesem Messer anders um, als mit allen anderen. Dieses Persönliche, das das Messer ausstrahlt, entsteht durch die Energie, die durch den Umgang mit ihm hinein investiert wurde. Ähnlich verhält es sich, wenn man Kraft und Energie in etwas steckt, das man für sich selbst baut. Man kann natürlich auch über das Ziel hinausschießen und meinen, dass man auch das Tier selbst erlegen muss, am besten mit einer Steinspeerspitze, ihm selbst die Haut abziehen und sich bei diesem bedanken muss. Irgendwo sollte man da für sich selbst die gesunde Mitte finden und entscheiden, was für einen selbst ausreichend ist. Viele Menschen, die in meinen Trommelbauseminaren waren, haben mir gesagt, wenn etwas an ihrer gekauften Trommel defekt war und sie das dann selbst repariert haben, hätte sich etwas verändert und die Bindung zur Trommel sei stärker geworden. Das ist natürlich dementsprechend stärker, wenn man die ganze Trommel selbst baut. Fehlt einem dazu zum Beispiel die Kraft, so empfehle ich, wenigstens den Schlegel selbst zu bauen, um diese Energie hineinzugeben. Zumal das Bauen an sich schon ein spiritueller Vorgang ist. Es gibt diese „Alltäglichen Wirklichkeitsreisen", so nenne ich sie immer, bei denen man zuvor die Geister zu sich ruft und um ihre Unterstützung bittet, dann geht man los und lässt sich ganz von ihnen führen. Ich gehe zum Beispiel durch einen Wald und komme an eine Wegkreuzung, an welcher gerade ein Fuchs nach rechts davonläuft, weil er mich gesehen hat. Ich nehme das als Zeichen und folge dem Fuchs, bis ich ihn aus den Augen verliere. An einer anderen Stelle weiß ich vielleicht erneut nicht, wohin ich gehen soll, sehe jedoch ein Blatt an einem Baum winken und nehme dies als Zeichen. Ich folge also diesen Zeichen und komme vielleicht zu einer Stelle, an der auf einem Baum eine Amsel sitzt und als einziger Vogel des Waldes laut singt – dadurch verstehe ich plötzlich, dass ich von diesem Baum einen Zweig für meine Trommel mitnehmen soll. Selbst, wenn wir nur einen kleinen Teil selbst bauen, geben wir zumindest diesen kleinen Teil an Energie in das Instrument mit hinein. Es wird die Bindung zu unserem Instrument verstärken und es gibt uns außerdem die Möglichkeit, etwas von unseren Krafttieren mit einzuarbeiten. Man könnte beispielsweise in die Füllung des Schlegels Tierhaare eines persönlichen Tieres mit einarbeiten. Oftmals sind auch unsere Wünsche ausschlaggebend und finden dann Ausdruck in unserem Instrument. Manch einer möchte vielleicht eine tiefe Verbindung zur Erde haben und verwendet deshalb als Schlegel ein Stück eines ganz jungen Baumes, dessen Wurzeln noch in der Erde stecken und belässt die Wurzeln daran, damit er die Verbindung zur Erde hat. Das ist natürlich etwas anderes, als ein Ast, den man in vier oder fünf Metern Höhe geschnitten hat.

Kannst Du kurz etwas über die Bedeutung der Trommel erzählen? Welche anderen Hilfsmittel empfiehlst du?

Zu den wichtigsten Hilfsmitteln des Schamanen gehören die Instrumente, die er benötigt, um seinen Bewusstseinszustand zu verändern. Das am häufigsten verwendete Instrument ist dabei die Trommel, während in manchen Gegenden der Erde, so zum Beispiel im Amazonasgebiet, vorzugsweise die Rassel verwendet wird. Das ist schlicht den Umweltbedingungen geschuldet: Eine Trommel würde wegen der hohen Luftfeuchtigkeit im Regenwald nicht funktionieren.

Die Bedeutung dieser Instrumente geht aber für den Schamanen weit über die eines Hilfsmittels zur Bewusstseinsveränderung hinaus. Sie sind dem Schamanen Freunde, Gefährten und häufig ist die Trommel das Reittier, auf welchem der Schamane in die Anderswelt reitet. Die Trommel selbst ist lebendig, sie ist ein Haus für gute Geister und deshalb in der Lage zu heilen und Schadhaftes aufzunehmen.

Die Weihe der Trommel ist unterschiedlich und kann deshalb am besten direkt bei den Geistern erfragt werden. Eine einfache „Grundweihe" lädt die Wesenheiten, welche einen Teil von sich für das Instrument gegeben haben, dazu ein, ihre Kraft in das Instrument zu geben. Ich erinnere mich, als ich vor Jahren Probleme mit meiner Schulter hatte und mir dafür eine Salbe mit Beinwell bereiten wollte. Ich ging los und fand eine Pflanze, nahe eines Baches in unserem Tal. Ich erzählte dem Beinwell von meinen Schmerzen und weshalb ich gekommen war. Ich bat ihn mir ein Stück seiner

Wurzel nehmen zu dürfen, da ich mir davon Linderung versprach. Er gab mir seine Erlaubnis und bot mir überdies an etwas mehr von seinen Wurzeln zu nehmen und sie an einem anderen Ort zu vergraben. Ich bedankte mich und nahm zwei Stücke von seiner Wurzel. Das eine vergrub ich in meinem Garten und aus dem zweiten machte ich mir eine Salbe. Aus dem Stück im Garten wurde schon im darauf folgenden Jahr ein neuer Beinwell und die Salbe beseitigte meine Schulterprobleme innerhalb weniger Tage. Im darauf folgenden Winter kehrten meine Probleme in der Schulter wieder und da ich die Pflanze im Schnee nicht finden konnte, besorgte ich mir die Wurzel in unserer Apotheke und machte wieder eine Salbe. Da diese nicht helfen wollte, kam mir der Gedanke, dass die Pflanze sich möglicherweise aussuchen kann ob sie ihre Kraft gibt oder nicht. Deshalb sollte man mit solchen Dingen achtsam umgehen und die Wesen, von denen man sich Heilung, Stärkung oder Begleitung erhofft ehren. Das ist bei einer Pflanze genauso wie bei einem Tier, dessen Haut wir für eine Trommel benötigen.

Außer der Trommel werden traditionell auch andere Instrumente verwendet und die ich bislang benutzt habe, zeigten unterschiedliche Kräfte.

Ich persönlich bevorzuge die Trommel für die Reise, während ich die Rassel – deren Klang man auch zum Reisen nutzen kann – eher verwende, um die Geister zu rufen und zu verabschieden, um den Raum zu öffnen und zu schließen, um die Aufmerksamkeit meiner Helfer auf etwas Bestimmtes zu lenken und für eine bestimmte Art der Kommunikation mit Naturgeistern. Ich trage auch eine Kappe, die mir angeraten wurde, um die Kraft während der Sitzung besser halten zu können. Hinzu kommt ein Mantel, der mir zusätzlich Schutz und Kraft gibt.

Außerdem können verschiedene Objekte der Kraft zur Verwendung kommen.

Dies können Schmuckstücke sein, Figuren der Krafttiere, Teile von Tieren (Federn, Haare) oder etwas vom persönlichen Kraftplatz.

Die Trommel und der monotone Rhythmus dienen dem Schamanen als „Pferd in die Anderswelt" und verändern die Gehirnwellenfrequenz, um das Bewusstsein zu erweitern. Gibt es darüber hinaus Verwendungen für die Trommel? Wird sie auch zu Heilzwecken oder Ritualen in anderer Weise verwendet?

Es gibt noch andere Bereiche im Schamanismus, bei denen die Trommel Verwendung findet. Ich lehre Techniken, die die Trommel auch zum Entfernen und Sammeln negativer Einflüsse verwenden. Bei Ritualen wird sie verwendet, um alle, die es wissen wollen und sollen, auf uns und unsere Arbeit aufmerksam zu machen und unsere Lieder der Kraft zu begleiten. In der Zusammenarbeit mit bestimmten Elementarwesen ist sie hilfreich. Darauf möchte ich nicht genauer eingehen, da diese Wesen mit Vorsicht zu genießen sind. Das gleiche gilt für einige Heiltechniken bei denen die Trommel Verwendung findet, teilweise ohne dazu angeschlagen zu werden.

Manch einer hat vielleicht mehrere Trommeln, doch ich möchte kurz auf die Trommel eingehen, die wir nur zu Heilzwecken und Ritualen verwenden. Wie gehst du persönlich mit ihr um? Würdest du sie verleihen, in fremde Hände geben und wenn ja, unter welchen Umständen?

Wenn ich meine Trommel aus der Hand gebe, was ich nur sehr ungern mache, dann bereite ich sie darauf vor. Ich erzähle ihr, was passieren wird, damit sie sich nicht erschreckt, wenn sie dann in fremde Hände kommt, die sie anders behandeln, anders schlagen, als sie es gewohnt ist. Gerade am Anfang, wenn die Trommel sozusagen das Licht der Welt erblickt hat, ist es ganz wichtig, dass sie zu einer Person eine spezielle Bindung aufbauen kann. Ich empfehle auch allen, die bei mir das Trommelbauseminar besuchen, dass sie die Trommel in der ersten Zeit niemals aus der Hand geben und eine innige Bindung zu ihr aufbauen. Auch ein Haustier sollte eine Beziehung zu dem Menschen aufbauen, bei dem es nun lebt und wissen „Aha, das ist mein Herrchen oder Frauchen“. Die Trommel sollte also wie ein neues Lebewesen begrüßt werden, damit eine gemeinsame Bindung entstehen kann. Diese Bindung sollte wenn möglich jeden Tag gestärkt werden. Das bedeutet nicht, dass man jeden Tag trommeln muss, aber vielleicht einfach die Trommel in den Händen halten, sie befühlen, mit ihr reden, damit die Trommel sich an einen gewöhnt und um eine stärkere Bindung zu ihr aufzubauen. Meine Trommel musste ich bisher nur zwei Mal aus der Hand geben. Einmal handelte es sich um ein Ritual während eines Seminares, das sich „Healing Drum“, die heilende Trommel, nennt. Für dieses Ritual ist es nötig, dass zwei Personen die Trommel halten und die Geister in die Trommel einladen. Es stand zu diesem Zeitpunkt keine andere Trommel als meine zur Verfügung und so habe ich sie hergegeben, nicht ohne sie vorher entsprechend darauf vorzubereiten. Es ging alles gut – sie war aber froh, als sie wieder zurück war. In der anderen Ausnahmesituation benötigte ein Mensch schnell Hilfe und es stand auch keine Trommel zur Verfügung und aufgrund der Dringlichkeit der Situation gab ich auch hier mein Einverständnis. Ich fragte zuvor, ob ich selbst trommeln darf, doch es hätte in dieser Situation nicht gepasst.

Kommt meine Trommel dann wieder zu mir zurück, halte ich sie eine Zeit lang in meinen Händen und verbinde mich wieder mit ihr. In diesem Zusammenhang möchte ich unbedingt erwähnen, dass es auch wichtig ist, dass man die Trommel für ihre Bestimmung einsetzt und nicht für irgendetwas anderes. Es gibt immer mal Situationen, bei denen man abends mit Freunden gemütlich am Feuer sitzt und das Gefühl hat, man könnte ja ein wenig trommeln und gemeinsam Musik machen, was auch immer sehr schön ist. Doch wenn ich die Trommel schlage, dann weiß alles in mir, dass ich nun schamanisch arbeite und füllt sich dementsprechend mit Kraft an. Verwende ich die Trommel auch für andere Sachen, so zerstöre ich diesen Schalter und nehme mir damit einen schnelleren Zugang.

Wie geht man mit akustischen Störungen um, wenn man auf schamanischer Reise ist? (Presslufthammer, Bauarbeiten vor dem Haus etc.)

Das kann man nicht pauschalisieren. Es gibt Menschen, die das dermaßen stört, dass es der gesamten Reise schadet und jene, die einfach weitermachen, als würden sie es nicht hören. Mir ist jedoch auch aufgefallen, dass die Menschen, meiner Meinung nach, viel zu zaghaft ihre Trommel schlagen. Also ich gebe da immer richtig Gas. Mich würden diese Dinge also nicht stören, da ich die anderen Geräusche übertrommle und während meiner Trance die Außenwelt ohnehin nicht wahrnehme. In den ersten fünf oder sechs Jahren hätte es mich wahrscheinlich gestört, weil meine Trance damals noch nicht so tief war. Natürlich gibt es auch die Empfehlungen, eine Reise mit einer Trommel-CD und Kopfhörern zu machen, um von der Außenwelt abgeschirmt zu sein. Dies ist besonders für Menschen, die im Krankenhaus reisen, eine wunderbare Alternative. Sie werden nicht gestört und stören auch niemand anderen. Letztlich muss das jeder für sich herausfinden und dafür sorgen, dass ihn nichts aus dem veränderten Bewusstseinszustand herausreißt. Bei Tiefenentspannungen, Meditation, Schlaf und auch schamanischer Reise ist ein Herausreißen aus dem jeweiligen Zustand unangenehm und führt manchmal sogar dazu, dass etwas von uns fort bleibt. Wir fühlen uns dann „neben der Spur", bekommen Kopfschmerzen, Schwindel oder Übelkeit. Das kann nur einen Moment oder sogar den ganzen Tag andauern.

Ich empfehle, denjenigen zu bitten, sich noch einmal hinzulegen, ein wenig für ihn zu trommeln und ihn mit dem Trommelsignal wieder zurückzuholen. So hört derjenige das Rückholsignal noch einmal und kann daraufhin bewusst zurückkehren.

Was ist Leid oder Krankheit aus schamanischer Sicht?

Aus schamanischer Sicht ist jemand krank, dessen Energiesystem nicht vollständig ist. Ein geschlossenes Energiesystem ist unantastbar. Entsteht in diesem System durch traumatische Erlebnisse ein Verlust an Lebenskraft, also ein Seelenverlust oder der Verlust des Schutzgeistes, können sich krankhafte Einflüsse dort hineinsetzen. Im Kindesalter ist unser Energiekörper aufgrund der vielen Entwicklungs- und Wachstumsschübe ein sich ständig wandelndes System und diese Lücken werden üblicherweise vorrübergehend durch eine positive, schützende Energie gefüllt, was durch das Krafttier, welches das Kind ab dem Zeitpunkt seiner Geburt begleitet, gewährleistet ist. Viele schamanische Kulturen sprechen davon, dass ein Kind das Kindesalter ohne einen solchen Schutzgeist nicht überleben kann. Im fortgeschritteneren Alter ist der Verlust des Krafttieres nicht mehr unbedingt riskant für den Menschen, hat allerdings dennoch seine Auswirkungen. Das kann zum Beispiel Müdigkeit, Antriebslosigkeit, Zähflüssigkeit des Lebens, Unkonzentriertheit nach sich ziehen – wir fühlen uns nicht in unserer Mitte, uns geht einiges daneben (wir verschütten oder zerbrechen Dinge und lassen häufig etwas fallen) und das Leben erscheint uns als schwierig. Auch bei einem Seelenverlust, kann es sein, dass dies nur temporär bedingt ist und diese Lebenskraft wieder zurückkehrt, es kann aber auch vorkommen, dass die Lebenskraft nicht von selbst zurückkehrt. Es gibt für Seelenverlust mehrere Kategorien. Die erste ist die *verirrte Seele.* Jemand fährt auf einer Autobahn, die Seele erkennt, dass es zu einem Unfall kommen wird und verlässt den Körper, um sich zu schützen. Es kommt zu diesem Unfall und nach einiger Zeit kehrt die Seele in den Körper zurück, wenn die Gefahr vorüber ist. Man kennt das auch aus der Unfallambulanz als eine Spontanverbesserung des Allgemeinzustands von Unfallopfern, ganz allgemein meistens innerhalb einer Zeit von 30-60 Minuten. Es kann aber auch vorkommen, dass die Seele nicht von selbst zurückkehrt und dann spricht man von der verirrten Seele. Die zweite Kategorie von Seelenverlust ist die *gegangene Seele.* Wenn eine Frau von ihrem Mann geschlagen wird und es immer wieder erduldet, erkennt die Seele vielleicht, dass die Frau nicht bei diesem Mann bleiben kann, weil sie zugrunde gehen wird. Die Frau verlässt ihren Peiniger jedoch nicht, weil sie nicht weiß, wohin sie gehen kann oder wegen der Kinder bleiben möchte und dies führt nahezu zwangsläufig dazu, dass sich irgendwann Teile der Seele abspalten. Wenn man diese Seele zurückholen möchte, so würde man in der ersten Sitzung wahrscheinlich Informationen von den Spirits bekommen, was an der Situation zu verändern oder insgesamt zu tun ist, damit die Seele nach Hause kommen kann. Die dritte Kategorie von Seelenverlust ist die *geraubte Seele*. Hier ist das klassische „Muttersöhnchen“ ein gutes Beispiel. Es ist meistens so, dass der „Räuber“ eine Seele verloren hat, dadurch eine Lücke oder eine Leere in sich spürt und meistens von Ängsten und Sorgen getrieben wird, da sie nicht gänzlich in ihrer Kraft ist. Dementsprechend sitzen diese Mütter oder auch Väter wie Glucken auf ihren Kindern und engen die Kinder damit ein. Irgendwann entreißt ein solcher Mensch dadurch als „Seelenräuber“ dem Kind einen Teil der Lebenskraft, wenn das Kind sich nicht widersetzt. Damit entsteht eine Minus-Minus-Situation, denn das Kind hat eine Seele verloren und der Seelenräuber hat eine Seele in sich, mit der er nichts anfangen kann. Findet in Fällen der *geraubten Seele* eine schamanische Sitzung statt, so ist es meistens so, dass man erst einmal für die Heilung des Seelenräubers sorgen muss, damit dieser wieder vollständig wird und die Seele des Kindes oder jedwedes anderen Menschen freiwillig herausgeben kann. Oft reichen diese Verstrickungen in den Ahnenlinien weit zurück und greifen ineinander. Die Erfahrung zeigt, dass es meistens reicht, drei Generationen zurückzugehen, um die Kette zu unterbrechen, wobei es Ausnahmen sicherlich immer geben kann. Die vierte Kategorie von Seelenverlust setze ich eher in Klammern. Es handelt sich um die Kategorie der Künstler und Schamanen. In vielen schamanischen Kulturen herrscht der Glaube vor, dass Künstler und Schamanen eine Extra-Seele haben, die abhandenkommen kann, wenn diesen Eigenschaften und Gaben keine Beachtung geschenkt wird. Wenn ein Elternteil Malblöcke und Stifte des Kindes wegwirft, weil es von der Angst getrieben ist, dass sich das Kind beruflich der Kunst zuwenden und dann ein armer Schlucker werden könnte, kann es dazu kommen, dass die Gaben des Kindes verkümmern und es eine Seele verliert, weil dieser Aspekt seines Seins nicht gelebt wird. Mit unseren Gaben verhält es sich ähnlich wie mit einem kleinen Kind, dem sich niemand zuwendet – es verkümmert.

So entstehen also Lücken in der Seele?

Richtig. Und dort können sich krankmachende Einflüsse hineinsetzen. Der Schamane kann diese bei seiner Schamanischen Reise erkennen, wenn er sich den Nicht-Alltäglichen Aspekt des Körpers des Klienten ansieht. Dort zeigt sich, ob krankmachende oder schädigende Einflüsse eingedrungen sind und er kann diese dann extrahieren, herausziehen. Manchmal sind dies Naturgeister, die schadhaft auf uns einwirken können, aber auch andere schadhafte Einflüsse wie letztendlich auch eine Besetzung. Ich möchte ungern viel über Besetzungen sprechen, da der Erwähnung solcher Dinge oftmals Panik folgt und diese unter den Ausnahmen von denen wir hier reden, wiederum die Ausnahme sind. Macht ein Schamanisch Praktizierender für den Klienten eine Diagnose-Reise, welche keinesfalls mit einer ärztlichen Diagnose verwechselt werden sollte und diese auch nicht ersetzt, so erscheinen ihm die krankmachenden Einflüsse immer als eine Art Ausrufezeichen. Das Feuerwehrauto ist zum Beispiel rot, verfügt über Blaulicht und Sirene. Alles Ausrufezeichen, die uns verkünden: Achtung, Achtung hier kommt ein Fahrzeug, das sich nicht an die Verkehrsregeln hält. Ganz ähnlich ist es mit den Ausrufezeichen als Hinweise für Krankheiten und schadhafte Eindringlinge, auch diese erscheinen uns als etwas, dass die ganze Aufmerksamkeit auf sich lenkt. Bei den meisten Menschen sind dies Dinge, die wir als ekelhaft oder bedrohlich empfinden. Spinnen, Würmer, Käfer, Schleim, Gestank und so weiter. Es können auch Nägel, Dornen, Stahlstangen oder Messer sein, die in etwas stecken. Zwischen dem, was ist und dem, was wir sehen, steht immer auch die eigene Gedankenwelt und somit die eigene Deutung, weswegen einem Spinnenliebhaber krankhafte Einflüsse vermutlich nicht als Spinnen gezeigt werden würden. Den meisten sind Spinnen jedoch unheimlich oder gar eklig und so tauchen sie häufig auf, ebenso wie andere Insekten, Schlangen, Tausendfüßler und ähnliches. Hierzu müssen sich auch keine Tiere zeigen, sondern vielleicht ein stinkender Schleim, etwas Vermoderndes, Stacheldraht und anderes, was wir mit unangenehmen Erfahrungen verbinden. Wenn sich eine Spinne zeigt, so bedeutet dies auch nicht, dass die Spinne als solche schlecht ist, es bedeutet nur, dass auf der Leber meines Klienten keine Spinne zu sitzen hat. Sie gehört dort einfach nicht hin. Es wird sich immer etwas zeigen, dass als bedrohlich, erschreckend oder eklig empfunden wird, wenn eine Krankheit vorliegt. Dies signalisiert uns, dass dort etwas ist, das dort nicht hingehört. Wichtig ist, dass man das Einverständnis des Klienten hat, dass man diese Dinge entfernen darf. Es ist sinnvoll nach einer ersten Reise dem Klienten von den gefundenen Dingen zu berichten und dann eine zweite Reise zu machen, nachdem der Klient alles erfahren hat und einer Entfernung zustimmen konnte. Es gibt auch Extraktionsmethoden, bei denen es nicht nötig ist, vorab eine Diagnose-Reise zu machen oder bei denen es nicht nötig ist, den Klienten über diese Reise aufzuklären. Dann gehört natürlich noch dazu, die Lücken zu verschließen, die es den Eindringlingen erst ermöglicht haben hineinzukommen, was in den meisten Fällen darauf hinausläuft, dass das Energiesystem geschlossen wird. Ist die Lücke zum Beispiel durch einen Seelenverlust entstanden, so ist sie durch die Rückkehr der Seele auch wieder verschlossen. Natürlich sollte hier auch eine gewisse Aufarbeitung seitens des Klienten erfolgen. Man spricht hier auch von einem „Nestbau für die Seele".

Warum wird eine Seele manchmal nicht innerhalb der ersten Sitzung zurückgebracht?

Wenn ein Mensch die durch einen Seelenverlust entstandene innere Leere mit Süchten zu vertreiben sucht, kann es sein, dass sie oder er zuerst von diesen Süchten lassen muss, um der verlorenen Seele einen guten Platz zu schaffen. Die Geister würden dann in der ersten Sitzung darauf hinweisen und zum Beispiel Ratschläge geben, um den Klienten dabei zu unterstützen. Nachdem der Klient es dann geschafft hat, von eben diesen Süchten zu lassen, kommt es zur Seelen-Rückholung. Natürlich gibt es immer auch Ausnahmen und so kann es passieren, dass die Spirits gleich in der ersten Sitzung die Seele zurückbringen, weil sie der Meinung sind, dass dieser Klient erst vom Alkohol lassen können wird, wenn er wieder vollständig ist. Heute ist es so, dass Menschen für ihre Heilung auch Prozesse brauchen und sich die Heilarbeit dahingehend verändert hat. Im Schamanismus ist es ähnlich wie in der Homöopathie. Jeder Klient ist einzigartig und es spielen viele Faktoren mit in die Krankheitsgeschichte hinein, so dass jeder eine ganz individuelle Behandlung benötigt. Wenn man an die feine Verbundenheit all der Dinge denkt, die einen Menschen ausmachen, so kann man auch sehr leicht verstehen, wie vielschichtig das Ganze ist und wie unterschiedlich die Vorgehensweisen sein können. Deswegen ist es auch ganz wichtig, dass wir uns selbst aus unseren Reisen und Sitzungen heraushalten und den Geistern die Führung überlassen, denn sie haben das umfassendere Wissen. So sollte man den Geistern eigentlich stets die gleiche Frage stellen: „Wie kann ich meinem Klienten helfen?" Möglicherweise geht es nicht nur um die Frage, ob zuerst der Nestbau stattfinden sollte, oder andere Dinge erledigt werden müssen, bevor die Seele zurückkehren kann, sondern vielleicht auch, ob da mehrere Seelen verlorenen gegangen sind. Wir Menschen verdrängen oft alles, was mit einem traumatischen Erlebnis zusammenhängt. Wenn wir nun einen Klienten haben, dem wir in einer Sitzung drei bis vier Seelen zurückbringen, die mit all ihren Erinnerungen und Erlebnissen zurückkehren, so könnte es dem Klienten schwer fallen, dies alles zu verarbeiten und es ist fraglich, ob er es verkraften könnte. So werden diese Seelen meistens nach und nach zurückgebracht, bis der Klient wieder vollständig ist. All das, ob, wie und wann die Seelen zurückgebracht werden, entscheiden allein die Geister. Sie entscheiden auch über die Nachsorge, welche der Klient als eine Art Hausaufgabe mitbekommt und die dabei helfen, die Seele besser integrieren zu können. Solche können unter anderem die symbolische Danksagung an die Geister, die an diesem Prozess beteiligt waren und geholfen haben, oder eine Art Findungsaufgabe sein. Dazu geht man auf eine kleine Visionswanderung, während der man nach einem Baum Ausschau hält, der einen zu rufen scheint. Dann geht man zu diesem Baum, hält seine Hände daran und fragt: „Wie kann ich die Seele willkommen heißen und wieder in mir verwurzeln?" Entweder erhält man in Bildern oder seinen Gedanken ein kleines Ritual oder man spürt, dass der Baum das alles für einen übernimmt. Dies spürt jeder Mensch anders. Dem einen kribbeln die Hände, der anderen fließt eine warme Energie durch den ganzen Körper und vieles mehr. Eine andere Hausaufgabe kann die direkte Kontaktaufnahme mit der Seele sein. Ein Schamanisch Praktizierender könnte zum Beispiel eine Schamanische Reise dazu machen und alle anderen könnten die gleiche Frage auch ohne eine solche Reise an sich selbst, an ihr Inneres richten: „Seele, was kann ich tun, damit du dich bei mir wohl fühlst?" Menschen mit einem Seelenverlust treffen häufig ganz andere Lebensentscheidungen, als sie sie mit einem vollständigen Energiesystem getroffen hätten. Daher fragt man nun, ob es etwas gibt, das die Seele benötigt, um sich wohl zu fühlen und wenn ja, was man dazu tun kann. In diesem Zusammenhang sollte man auch auf spontane Eingebungen oder Lust auf Lebensmittel, die man noch gar nicht so ausgeprägt kannte, achten. Nicht selten wandeln sich die Vorlieben eines Menschen zumindest ein klein wenig. Dies können Botschaften oder Wünsche der Seele sein, die versucht, ihren Platz in uns wiederzufinden und einzunehmen. Die Seele bekommt das Gefühl, wirklich Teil des Ganzen zu sein und auf eine gewisse Art „mitbestimmen" zu dürfen, wenn wir diesen Wünschen und Eingebungen folgen. Das lässt nach einer Weile dann wieder nach und pendelt sich ein. Manches werden wir vielleicht jedoch für den Rest unseres Lebens beibehalten, weil wir es wunderbar finden und es uns gut tut. Ich persönlich verfahre mit meinen Klienten so, dass ich zwischen Sitzungen, die den Nestbau beinhalten oder gegebenenfalls eine weitere Seele nach Hause bringen werden, erst einmal neun Wochen verstreichen lasse. Nach Ablauf dieser Zeit kann ich sicher sein, dass die Seele oder das Bearbeitete vollständig integriert ist. Die Sitzungen erfolgen also nicht Schlag auf Schlag. Nun, da ein Mensch erfahren hat, wie es sich auswirken kann, eine Seele verloren zu haben, sollte dieser zu gegebener Zeit auch überprüfen, ob er selbst vielleicht eines Tages zu einem Seelenräuber geworden ist und sich eine Seele in ihm befindet, die nicht zu ihm gehört. Dies kann in einer Partnerschaft ebenso passiert sein, wie auch in unserer Rolle als Eltern. Diese sollten dann wieder freigesetzt werden, um zu den Betreffenden zurückkehren zu können. Als Schamanisch Praktizierender kann man dazu eine Reise machen mit der Frage: „Habe ich meinerseits Seelen genommen und wenn ja, wie kann ich diese wieder freisetzen?“ Freisetzen statt zurückbringen oder zurückgeben, da sich in der Vergangenheit gezeigt hat, dass viele gar nicht bereit sind, die Seelen zum jetzigen Zeitpunkt zurückzunehmen. Diese Anteile finden ihren Weg nach Hause auch allein, wenn es die richtige Zeit und der betreffende Mensch bereit dazu ist. Ein Mensch, der wegen eines wie auch immer gearteten Leidens einen Termin bei mir macht und zu einer schamanischen Sitzung kommt, der zeigt bereits den Wunsch, dass etwas in seinem Leben besser oder anders werden sollte.

Warum haben gerade Künstler und Schamanen eine Zusatzseele und andere nicht? Und wie wirkt es sich aus, eine solche zu haben?

Ich gehe davon aus, dass jene Menschen zusätzliche Lebenskraft oder kreatives Potential innehaben, um ihre Bestimmung leben zu können. Sie sind sozusagen „von der Muse geküsst“.

Schamanen sind sehr lebhafte Menschen und scheinen bereits im Kindesalter ein Mehr an Lebenskraft zu haben. Forscher beschreiben sie oftmals ähnlich wie man heute ADHS und die entsprechenden Anzeichen beschreiben würde. Auch Künstler wissen oft nicht, wohin mit ihrer Lebenskraft und tendieren daher dann dazu, sehr skurrile, ausgeflippte Menschen zu sein oder sogar ein Stück weit scheinbar wahnsinnig. Es scheint den Menschen, die dieses Plus an Lebenskraft aufweisen, besonders in der Kindheit schwerzufallen mit all der Kraft umzugehen. Natürlich trifft das auch in hohem Maße auf die Eltern eines solchen Kindes zu, die nicht selten mit all der Energie überfordert sind. Kinder haben generell ein Bedürfnis nach Bewegung, und die Frage, weshalb viele Erwachsene Probleme mit dem Rücken bekommen, beantwortet sich von selbst, wenn man den Kindern beim Herumtoben zuschaut.

Da wird gekrabbelt, gehüpft, gerannt und gerollt. Wir Menschen brauchen Bewegung genauso wie Essen, Trinken und die Innenschau, um gesund zu bleiben.

Alles hat zwei Pole, so sind sehr aktive Kinder sehr anstrengend, aber auch sehr lebendig.

Sie strotzen vor ungezügelter Lebendigkeit. Wenn diese Kinder nicht gestutzt werden, wir ihre Lebendigkeit nicht unterdrücken, dann werden aus ihnen unglaublich wertvolle Menschen. Gleich einer Sonne werden sie ihr Leuchten in die Welt(en) tragen.

Wenn wir uns als angehende Eltern für Kinder entschieden haben, müssen wir auch Verantwortung übernehmen. Man kann diesen sehr lebendigen Kindern helfen, ihre Energie richtig zu nutzen, indem man ihnen den nötigen Raum zur freien Entfaltung lässt. Die Natur bietet dafür zahlreiche Möglichkeiten und hat zudem einen durchweg guten Einfluss. Kreative, künstlerische Tätigkeiten, wie Malen, Modellieren mit Ton, Musizieren und Tanz oder ähnliches sind ebenfalls ein guter Weg, Energie zu kanalisieren.

Überall auf der Welt gibt es berufliche Spezialisierungen. Auch in Stammeskulturen hat jeder seine ganz spezielle Aufgabe, für die er befähigt ist – würdest du sagen, dass es diese unterschiedlichen Befähigungen auch bei der Schamanischen Arbeit gibt?

Bei den Aborigines war es so, dass ein Mensch herausfand, was er besonders gut konnte, dann vor den ganzen Stamm trat und erklärte, dass er sagen wir besonders gut jagen oder Nüsse finden konnte und wurde dann „der Jäger“ oder „der Nüsse-Finder“ genannt. Dies war dann dem ganzen Stamm bekannt und wurde von allen akzeptiert. Der Name entstand aus der besonderen Gabe heraus. Auch hier war nichts fest zementiert, sondern dem steten Wandel unterworfen. Wenn dieser Mensch nach einiger Zeit oder gar vielen Jahren eine neue Gabe entwickelte, so konnte er wieder vor den Stamm treten, es benennen und bekam selbst einen neuen Namen, der neuen Gabe entsprechend. Dies ist sehr organisch, wenn man sich einmal ansieht, wie sehr sich eine Tätigkeit verändern kann, wenn die Begeisterung für sie nachlässt. Wenn man für etwas brennt, setzt man sich ganz dafür ein und kann wunderbare Früchte durch diese Arbeit einholen, wenn die Begeisterung dann nachlässt, werden auch die Früchte weniger süß, vielleicht die ganze Arbeitsqualität. Es ist also durchaus sinnig, bei schwindender Begeisterung ein neues Betätigungsfeld zu suchen. In unserer Kultur spielen da natürlich viele Ängste hinein. Haben wir erst einmal einen Beruf erlernt und können dadurch nun unsere Familie ernähren, ein Haus bauen oder abbezahlen, den Lebensunterhalt bestreiten und vielleicht auch eine Urlaubsreise machen, dann gestaltet es sich schwierig einfach zu sagen: „Ich habe nun viel größeres Interesse an etwas anderem und fange in dieser anderen Branche neu an." Verlieren wir die Begeisterung, verliert immer auch unsere Arbeit an Kraft und Schönheit. Lernen und Wachstum gelingen um ein Vielfaches leichter, wenn wir begeistert sind. Die Begeisterung ist also ein sehr wichtiger Zündfunke und sie hat immer auch mit unserer Berufung, dem, was wir lernen und was wir mit unserem Leben anfangen sollen, zu tun. Es wäre schön, wenn wir hier so flexibel sein könnten, wie das Leben selbst. Es ist so wichtig, diesen Dingen nachgehen zu können, um zu sehen, wozu man fähig ist, welche Art „Werkzeug" man ist – dann würden wir uns auch wesentlich schneller zu unserer wahren Größe entwickeln und in unserer Arbeit glücklich sein können. Als Schamanisch Praktizierender sollte man sich dem Wandel der Welt und des Lebens bewusst sein. Bei einer gewissen Unbewusstheit wird man von den Geistern allerdings ohnehin immer wieder mit der Nase darauf gestoßen. Diesen steten Wandel muss man also akzeptieren, er ist ganz essenziell. Im Schamanismus sollte man sich nicht festlegen und immer für Veränderungen offen bleiben. Manchmal mag es den Anschein haben, dass wir spezialisiert sind, doch es handelt sich nur um eine Ausbildungszeit bei den und durch die Spirits. Bei mir selbst war es ja auch so, dass ich eine Zeit lang Kinder geschickt bekam und es um die Krafttierarbeit ging, dann kam eine Zeit der Hausreinigungen und dann wieder eine andere. So kann es sein, dass man ein ganzes Jahr lang in einer bestimmten Tätigkeit „trainiert" wird und diese Klienten auch zu unserem Ausbildungszweck erscheinen. Danach kommen vielleicht ganz andere Themen auf einen zu und dann wieder andere, nur um alle Bereiche einmal kennengelernt, alle schamanischen Arbeiten einmal verrichtet zu haben und das gesamte Spektrum zu erforschen. Machen wir dann den Fehler uns auf eine einzelne Methode festzulegen, bleiben uns alle anderen Methoden verschlossen und damit auch die Möglichkeiten, die aus diesen Methoden erwachsen würden.

Was ist mit jenen, die trotz großartiger anderer Fähigkeiten Heiler sein wollen? Zum Beispiel Tischler, die handwerklich so begabt sind, dass man eher von Künstlern sprechen kann, oder Verkäuferinnen, die so gut beraten, dass jeder Käufer beglückt nach Hause geht – Menschen, die in ihrer alltäglichen Umgebung mit ihrem Sein und Tun die Menschen begeistern und dennoch nach etwas anderem streben, wie eben dem „Heiler sein".

Scheinbar streben diese Menschen dann nach etwas, dass in ihren Augen mehr Wert zu haben scheint. Doch ich kann mir das kaum vorstellen. Wer sollte nach etwas anderem streben, wenn er vom jetzigen begeistert ist und auch andere begeistert?! Natürlich kann Begeisterung ja weichen und neue Interessen entstehen. Lassen wir uns darauf ein, kann aus dem ganzen Leben ein großes spannendes Abenteuer werden. Verkneifen wir uns unsere Begeisterungen aus irgendwelchen Gründen, wird früher oder später unser Innerstes, aber auch unser gesamtes Leben und Umfeld darunter leiden. Unser Innerstes, weil wir erkennen, dass das, was wir ausüben uns keine Erfüllung mehr bringt, selbst wenn es diese einmal gegeben hat. Nach außen schlägt es sich dann darin nieder, dass die Möbelstücke des begabten Tischlers immer weniger Charme haben und eher wirken wie „von der Stange“, weil ihm die kreative Energie fehlt oder die Lust am Tun. Natürlich kann es auch sein, dass man noch immer technisch sehr begabt ist oder wunderbar verkaufen kann, aber eben jegliche Lust und Begeisterung fehlt. Wenn von irgendwoher etwas anderes kommt und ruft, so wünsche ich jedem, dass er oder sie dann auch die Möglichkeit hat, dem zu folgen und vor allem den Mut dazu aufbringen wird, in eine neue Richtung zu gehen, Neues zu lernen und in die Wellen der neuen Begeisterung zu tauchen.

Unser Leben besteht natürlich nicht nur aus unserem Beruf, sondern auch aus anderen Wünschen und Ideen. Dem Wunsch nach einem besonderen Wohnort, nach einer liebevollen Partnerschaft, nach einem ähnlich denkenden Umfeld, unterstützenden Freunden und vielem anderen und ich wünsche jedem auch in diesen Bereichen all die Begeisterung, die es für ein glückliches Leben braucht. Sollte sich irgendwo eine Schieflage ergeben, wird sich das irgendwann in uns auswirken und unser Körper vielleicht mit Schmerzen, Erkältungen oder anderen Krankheiten auf sich aufmerksam machen. Diese Schieflagen in uns benötigen unsere Aufmerksamkeit. Manchmal folgen wir ja auch einer einzelnen Begeisterung, so dass wir alle anderen Bereiche vernachlässigen. Der Weg einer gesunden Mitte ist hilfreich. Wenn wir feststellen, dass wir eine spirituelle Beschäftigung benötigen, sei es geistiger oder heilerischer Art, so sollten wir dieser Sehnsucht nachgehen und schauen, wohin sie uns führt. Sollte man sich in einem Beruf, den man schätzt und in dem man noch immer Begeisterung spürt, nicht geachtet oder minderwertig bezahlt fühlen, was in meinen Augen einer Missachtung gleichkommt, kann es dazu kommen, dass man sich nach einer Tätigkeit sehnt, die mehr Beachtung und Begeisterung anderer Menschen zurückkommen lässt. Alles andere kommt vielleicht aus unserer Kindheit, in der wir uns minderwertig fühlten oder von der Gesellschaft gezeigt bekommen haben, dass unsere Talente und unsere Berufung nichts wert seien. Daher sitzen wir dann jetzt vielleicht in einem Büro und langweilen uns. Ich halte das für keine gute Möglichkeit, unser Leben zu verbringen. Wenn wir eine Begeisterung erfahren, so ist dies ein Fingerzeig der Geister für uns. Es mag sein, dass ich anderen wertvoller erscheine, wenn ich ihren Erwartungen an mich folge, aber mein eigenes Leben wäre für mich wertloser. Ich würde damit nicht glücklich werden.

Einer meiner Lehrer hat mir gesagt: „Du wirst nicht zum Schamanen, weil du dich so nennst und dein Schild an die Praxistür hängst. Du wirst zum Schamanen, weil dich die Menschen dazu machen!" Ist es sinnvoll zu beachten, wonach die Klienten fragen, dies als „Zeichen" im Außen zu erkennen und in diese Richtung weiter zu forschen und zu praktizieren?

Die meisten Schamanen möchten nicht als solche bezeichnet werden. Der hauptsächliche Grund dafür ist, dass sie Angst davor haben, vermessen zu klingen und dadurch den Kontakt zu den Spirits zu verlieren oder zu bewirken, dass sie einem den Rücken zukehren. In diesem Sinne ist es richtig, dass die Klienten einen zum Schamanen machen, da sie ihn so benennen. Sie sagen, sie gehen zu einem Schamanen oder der Schamane helfe ihnen. Dadurch verleihen sie ihm den Titel, den er sich niemals verleihen würde. Das stimmt also. Aber ohne die Geister würde er diese Tätigkeit gar nicht ausführen. Nach meinem Empfinden sind es die Geister, die einen Schamanen zum Schamanen machen, auch wenn er sich nicht selbst Schamane nennt.

Es fällt unseren Ich-Strukturen manchmal schwer, Leiden aufzugeben, weil es schon zu einem Teil unserer Identität geworden ist.
Wie kann man den Klienten darin unterstützen, Heilung zuzulassen, Leiden aufzugeben... allerdings ohne ihn zu bedrängen oder unser Selbst mit hineinzubringen?

Ich glaube die Grundempfindung im Schamanismus ist, dass es für alles Raum gibt, alles sein darf und nichts zwangsläufig verändert werden muss. Wir bieten unsere Hilfe nicht an, mischen uns nicht ein, sondern warten, bis wir um Hilfe gebeten werden. Es kann ja sein, dass der betreffende Mensch diese Krankheit noch für etwas benötigt oder durch dieses Leiden eine bestimmte Erfahrung machen wird. Das ist einer der Gründe, weshalb ich mich innerhalb der Sitzungen heraushalte und alles den Geistern überlasse. Sie wissen es am besten. Sie wissen, was für den Klienten gut und richtig ist und auch, welches Leiden der Klient noch für eine gewisse Zeit benötigt, um was auch immer zu erkennen. Es ist also nicht selten, dass man für einen Klienten eine Schamanische Reise macht und auch verschiedene Dinge tun soll, doch über die Schwerhörigkeit, die derjenige seit fünf Jahren hat und wegen der er gekommen ist, über die sprechen die Geister rein gar nichts, sie geben weder Informationen noch Anweisungen dazu. Wenn der Klient mich dann fragt, was mit seiner Schwerhörigkeit geschehen wird, kann ich nur mit den Schultern zucken und sagen „Ich weiß es nicht, doch was ich dir sagen kann: wenn die Geister so handeln, so hat es mit Sicherheit einen guten Grund. Dieses schlechte Hören soll dich scheinbar noch eine Weile begleiten, weil es für dich wichtig ist." Es könnte dann an etwas liegen, wie beispielsweise einer gemeinsamen Wohnung mit der Mutter, die den Klienten von morgens bis abends kritisiert und die der Klient einfach nicht mehr hören kann. Es fehlt ihm jedoch die Kraft, sich dagegen aufzulehnen und diese sollte er erst finden, bevor ihm die Schwerhörigkeit genommen werden kann. Wenn es um so etwas geht, so wäre es von den Geistern auch falsch, es vor dem Lernprozess zu beheben, weil der Klient es dazu braucht. Die Menschen sind einzigartig und so ist auch jede Reise oder Sitzung einzigartig. Es kommt natürlich auch vor, dass Menschen eine Krankheit schon so lange haben, dass sie sich bereits daran gewöhnt haben. Hier habe ich es schon häufiger erlebt, dass einer meiner Spirits eine Zeit lang bei diesem Klienten verweilen möchte. Ich frage den Klienten dann nach seinem Einverständnis und erkläre ihm, dass dieser Spirit bleiben möchte, um direkt bei ihm vor Ort die Heilung zu unterstützen. Das heißt, mein Lehrer oder mein Krafttier bleiben bei dem Klienten. Ich weiß nicht, was sie dort tun, ich weiß nur, dass es gut und wichtig ist. Ich weiß auch nicht, wann sie gehen, ich weiß nur, dass sie eines Tages den Klienten von selbst wieder verlassen werden. In anderen Fällen bekommt der Klient einfach nur Informationen, die ihm helfen können, sich von diesem Leid zu befreien, auch wenn er sich bereits so sehr daran gewöhnt hat. Oder er bekommt Informationen dazu, was er daraus lernen soll und wieso die Geister es nicht behandeln wollen. Das Schöne am Schamanismus ist, dass man sich voll und ganz auf die Geister verlassen kann und es ihnen obliegt, was und wie viel sie dem Klienten mit auf den Weg geben möchten und wie sie in seiner Behandlung vorgehen. Ich arbeite aus diesem tiefen Vertrauen heraus.

Stichwort Geld: Viele Menschen scheinen es als ein Kriterium für einen „echten" Schamanen anzusehen, wenn dieser unentgeltlich arbeitet. Für mich scheint das in unserer heutigen Welt mit Zwangsversicherung, Zwangs-Rentenbeiträgen etc. eher schwierig zu sein. Die Schamanen in traditionellen Kulturen wurden ja vom Stamm versorgt – und hierzulande muss sich jeder Schamanisch Praktizierende selbst versorgen. Ebenso gibt es Menschen, die sich schuldig oder schlecht fühlen, wenn sie für eine Verbesserung ihrer Lebensqualität oder die Auflösung eines belastenden Themas nicht bezahlen sollen, weil sie nicht wissen, wie sie demjenigen etwas zurückgeben können. Wie stehst du zu diesem Thema?

Erst einmal vorneweg: es gibt in diesem Universum nichts umsonst. Auch eine Gabe bekommt man nicht einfach umsonst geschenkt. Ich stimme zu, dass Heilung eine Gottesgabe ist, doch man sollte auch darüber hinausdenken – denn ist nicht auch eine Erfindung eine Gottesgabe? Sind nicht auch Forschung, Entwicklung und eine Idee, ein Geistesblitz Gottesgaben? Und ein Bild, ein Gedicht oder ein Roman ebenfalls? Ein Erfinder, der durch seine Erfindung sehr reich wird, hat dies ebenfalls von Gott geschenkt bekommen. Doch im Universum ist nichts umsonst – wenn wir eine Gabe geschenkt bekommen, sollten wir sie auch nutzen, sonst wird sie verkümmern. Wenn ein Mensch seine Gabe nutzt, statt sie brachliegen zu lassen, so ist es durchaus legitim, dass derjenige für das Zur-Verfügung-Stellen seiner Lebenszeit bezahlt wird.

Auch in den nativen Kulturen hat kein Mensch seine Arbeit umsonst gegeben. Weder der Heiler, noch der Bogenbauer, der Gerber, der Steinmetz, der Holzsammler oder der Jäger. Es gab sicherlich Stammeskulturen, die gemeinsam für das Wohl des Stammes gesorgt haben und jeder erfüllte seine Aufgabe für alle und hatte daher auch Anspruch auf die gleiche Versorgung wie alle. Keiner verlangte irgendetwas für seine Leistungen. Genauso gab es die Stammeskulturen, die getauscht haben. In unserer Kultur ist man vom Tauschhandel abgekommen und hat die Geldwirtschaft eingeführt. Alles, was es heute gibt, Handwerker, Lebensmittelerzeuger, jedwede Händler, Künstler, Lehrer, alle Dienstleister, haben sich darauf eingestellt, dass Geld unser Tauschmittel ist. Es ist sehr schwierig in einem Lebensraum, einer Kultur, die sich auf Geld eingestellt hat, nun wieder tauschen zu wollen. Das funktioniert nicht, weil ich mit dem, was mir jemand für meine Arbeit als Tauschmittel gibt, nicht woanders „zahlen“ könnte. Wenn mich jemand mit selbstgemachter Marmelade oder einem frischgebackenen Brot bezahlt, so kann ich damit meinerseits nicht in der Werkstatt nebenan zahlen, wenn mein Auto repariert werden muss. Unsere Welt ist auf die Währung Geld ausgerichtet.

Ich selbst bin auf Bezahlung für meine Sitzungen nicht angewiesen und lasse dies recht offen, bin für Geld aber natürlich dankbar, weil es mich frei handeln lässt. Ansonsten kommen auch nur Gegenstände in Frage, die man gebrauchen kann – da sonst wohl kaum von einem Energieausgleich gesprochen werden kann. Frisches Brot, Räucherwerk und ähnliche Dinge, die ich nutze, können mir Zeit und Geld sparen, kommen von Herzen und können auch eine Bezahlung darstellen. Natürlich ist dies dann so, wie man es von Geburtstagen auch kennt, es gibt Menschen, die sich sehr viele Gedanken machen und einem Dinge mitbringen, die man gebrauchen kann, und andere, mit deren Tauschmitteln man nur wenig anfangen kann. Würde ich davon leben wollen, so würde es mir sehr schwer fallen, diese Lösung aufrechtzuerhalten, denn natürlich habe ich selbst auch andere finanzielle Verpflichtungen, zum Beispiel eine Miete, die ich nicht mit ein paar Brotlaiben bezahlen könnte. Es gibt Kulturen, die kein Geld benötigen und ich finde das schön und begrüßenswert, doch hier ist es nun einmal nicht so. Es sollte alles eine Wertschätzung erfahren, die für den Empfänger auch einem wirklichen Gegenwert entspricht, nicht nur für den Geber. Ich gebe innerhalb meiner Sitzung das Beste für meinen Klienten und das gleiche sollte der Klient auch tun. Schaue ich nur halbherzig nach oder habe ich zu meiner Arbeit keine rechte Lust, so wird der Klient wohl nicht mehr wiederkommen. Ich lasse meinen Klienten nicht mit einer Sitzung nach Hause gehen, die nur halbherzig war, sowieso nicht hilft oder mit der sich derjenige dann schlechter fühlt und mehr Arbeit hat als vorher – und genauso möchte ich selbst behandelt werden. „Spendenbasis" ist in diesem Zusammenhang auch so ein Thema, denn Spenden gibt man eigentlich nur einer gemeinnützigen Sache oder einem Verein, weswegen man den Begriff so gar nicht verwenden sollte. Nimmt man Spenden entgegen, darf man nämlich keinen Profit machen.

Problematisch ist es natürlich auch, die erhaltene Leistung angemessen zu bewerten. Was ist eine Seelen-Rückholung wert? Vermutlich zäumt man damit jedoch das Pferd von hinten auf. Die Anbieter von Swimming-Pools würden ihre Kunden auch nicht vor die Wahl stellen zu bewerten. Für den einen ist ein Swimming-Pool viel wert, weil er im Sommer wunderbar abkühlt und den Garten, der wenig Schatten spendet, ausgleicht oder deshalb so wertvoll, weil die Kinder darin schwimmen lernen werden. Vielleicht ist er jedoch nur zum gelegentlichen Vergnügen gedacht und daher eher weniger wert. Die Firmen, die solche Pools verkaufen, hätten ein Problem, wenn sie nach dem Wert für den einzelnen fragen würden. Sie machen also einen Wert anhand von investierter Arbeit, Materialien und Zeit aus. Die Leistungen, die investiert wurden plus die Lebenszeit, die man dem widmete und vielleicht ein materieller Gewinn, damit man selbst auch von etwas leben kann, sind ein guter Ansatz, um einen Preis zu ermitteln. Würden wir uns ernsthaft mit der Frage auseinandersetzen, was einem eine zurückgebrachte Seele wert ist, so würden wir wohl feststellen, dass das unbezahlbar wäre. Wert ist jedoch immer eine rein subjektive Angelegenheit. Da man den anderen Menschen zu wenig kennt, als dass man seine Wertmaßstäbe ergründen könnte, sollte man sich einfach an die geleistete Lebenszeit halten. Wie viel Lebenszeit hat der Schamanisch Praktizierende eingebracht? In dieser Zeit hätte derjenige auch etwas anderes tun können, zum Beispiel mit seinen Kindern spielen, aber er hat diese Lebenszeit für den Klienten verwendet. Hat ein Klient kein Geld und leidet, so bin ich der letzte, der sich verschließt. Es gibt so viele Möglichkeiten, etwas auszugleichen. Man kann wunderbar Lebenszeit gegen Lebenszeit tauschen. Wenn ich zwei Stunden in eine Sitzung investiert habe, so kann das zum Beispiel mit zwei Stunden Rasen mähen oder Fenster putzen bezahlt werden. Davon profitieren beide Seiten. Jeder erbringt eine Arbeit für den anderen und man muss sich um das Geld nicht sorgen, wenn man gerade keines hat, sondern kann adäquat anderweitig bezahlen.

Viele Seminarteilnehmer erleben während der Seminare bereichernde Momente und kehren mit dem festen Willen zurück, all das Erlernte in den Alltag zu integrieren. Leider werden sie oft schneller von ebendiesem eingeholt, als sie sich vorstellen konnten. Was kann aus deiner Sicht dabei unterstützen, diesen Zauber auch jenseits der Seminare zu erleben?

Wir kennen das aus so vielen Bereichen, die uns gut tun und die wir dann dennoch schleifen lassen, weil uns andere Dinge drängen oder wichtiger erscheinen. Auch bei mir waren die Geister und die schamanischen Reisen nicht immer im Vordergrund und wer weiß, ob ich sie nicht hätte schleifen lassen, wenn ich nicht direkt all meine Kurse und Sitzungen gehabt hätte. Es gab anfangs auch immer wieder Zeiten, in denen das schamanische Wirken in den Hintergrund geraten war. Heute weiß ich jedoch zutiefst, wie gut mir der Kontakt mit den Geistern tut und möchte es nicht mehr missen. Wenn ich mir jedoch vorstelle, ich würde gerade erst damit beginnen, diese Welten kennenzulernen und käme frisch aus einem Seminar zurück, während dem sich die Menschen miteinander ausgetauscht und gemeinsam Übungen gemacht haben, in dem ich interessante Dinge erfahren habe, sowohl theoretisch als auch praktisch, in dem viel getrommelt wurde, in dem Aufgaben gestellt und Schamanische Reisen, sowohl gemeinsam als auch für sich allein, gemacht wurden – dann ist das von der Kraft, Intensität und dem Erleben natürlich nicht vergleichbar mit dem Wohnzimmerboden, Trommelmusik auf CD, rausgestöpseltem Telefon und der Frage, weswegen ich denn jetzt mal zu meinen Geistern reisen könnte. Ich persönlich reise ohnehin nicht mit Fragestellungen zu meiner eigenen Lebensgeschichte und könnte mir daher erst recht nicht vorstellen, welchen Grund ich nun allein zuhause haben könnte. Welche Intention sollte meine Reise haben? Viele Menschen haben mir diese Problematik geschildert. Wenn Seminarteilnehmer relativ nah beieinander wohnen, so rate ich zu einer gemeinsamen Trommelgruppe, die sich regelmäßig trifft. In manchen Städten bestehen diese bereits und man kann sich anschließen, oder man versucht eine neue Gruppe ins Leben zu rufen. Auch hier verstehe ich all die Probleme, einen Raum zu finden – viele sind zu teuer oder man darf nicht laut trommeln. Findet sich jedoch ein geeigneter Ort und eine gleichgesinnte Gruppe, so ist dies äußerst empfehlenswert. Einer Trommelgruppe sollten die Themen wohl niemals ausgehen. Man kann einen Menschen, der eine Sitzung benötigt, in die Gruppe einladen und gemeinsam an dessen Thema arbeiten oder eine Umweltkatastrophe und andere Geschehnisse, von denen wir aus Nachrichtensendungen erfahren, aufgreifen, gemeinsam bereisen und die Geister um ihren Rat bezüglich dieser Situation fragen.

Der Kontakt zu den Geistern, der Austausch mit Gleichgesinnten, das Getragensein durch die Geister, die Entwicklung, die man durchlebt, das Gefühl, das man hat, wenn man mit den Geistern zusammen ist oder gar mit ihnen verschmilzt, das Gefühl, jemandem etwas Gutes tun zu können. Gemeinsames Begehen von Zeremonien und Festen bietet daneben wunderbare Erlebnisse im Kreis.

Was empfiehlst oder tust du selbst als vor einer Sitzung? Wie „öffnest" du den Klienten für deine Arbeit?

Ich finde es wichtig, dass man für sich herausfindet, zu welcher Tageszeit man am offensten und fähigsten ist, diese Arbeit zu leisten. Bei vielen sind dies die frühen Morgenstunden, andere arbeiten am besten mitten in der Nacht und wieder andere nachmittags. Man sollte dies für sich herausfinden. Dann ist es wichtig, sich auf den Termin vorzubereiten. Ich schreibe jedem meiner Klienten bei der Zusendung der Wegbeschreibung dazu, dass sie gern pünktlich oder ein wenig später klingeln können, jedoch bitte nicht zu früh, da ich mich noch vorbereite. Diese Vorbereitung ist manchmal „nur" Tempeldienst, also eine Pflege des Heilraumes. Allein diese Arbeit innerhalb des Heilraumes bringt uns in unsere Mitte und ist spirituelle Arbeit. Ich spreche meistens auch mit den Geistern über das, was passieren wird und bitte sie um Hilfe – wobei ich dies oft erst mache, wenn der Klient bereits da ist und ich mit der Sitzung beginne. Zur Öffnung ist es gut, wenn man den Klienten locker macht, denn er ist meistens fremd. Man kann sich nach der Fahrt, Wegfindung und dem allgemeinen Befinden erkundigen. Danach frage ich den Klienten, warum er zu mir gekommen ist. Während der Klient erzählt, kann ich meist schon das eine oder andere hinzufügen und ihm sagen. Nachdem ich seine Beweggründe erfahren habe, erkläre ich Krankheit aus schamanischer Sicht, die Begriffe Seele, Extraktion, Seelen-Rückholung und beschreibe die Arten von Seelenverlust, die es gibt. Ich kläre denjenigen also über das auf, das möglicherweise passieren kann. Danach beschreibe ich den Ablauf der Sitzung, damit derjenige weiß, was auf ihn zukommt und weise ihn auch darauf hin, dass er während der Sitzung ebenfalls Gedanken, Empfindungen und Bilder empfangen kann. Ich bitte darum, dass er sich nicht auf seine Wünsche und das, was er will, konzentriert, sondern auf sein Leid. Das Leid lockt die wohlwollenden, mitfühlenden Geister an. Dann spreche ich zu den Geistern und bitte sie, ihr bestes zu tun, damit dem Klienten geholfen wird. Ich benenne den Klienten beim Namen und ersuche die Geister um Hilfe für diesen Menschen. Ich gebe meinerseits das Beste, was ich geben kann, damit dem Klienten geholfen wird. Dies ist eine Art kleines Gebet. Zum Öffnen des Klienten für die spirituelle Arbeit eignet sich die Methode des Lachens – die Inuit beginnen zum Beispiel erst, wenn jeder Anwesende (und bei ihnen ist stets das ganze Dorf zu einer Heilsitzung anwesend) mindestens einmal gelacht hat. Erst dann ist die Stimmung locker, offen und vertraut. Früher habe ich die Menschen auch immer erst zum Lachen gebracht. Meistens entschuldigte ich mich, dass ich noch einmal zur Toilette müsse und kam dann mit einem zwei Meter langen Streifen Klopapier aus der Hose hängend und hinter mir herziehend zurück. Da gab es immer einen Lacher und sie waren für mich offen und bereit. Die andere Methode bringt den Klienten in eine Ausnahmesituation und reißt ihn aus dem Alltag. Dies kann durch Erschrecken geschehen. Die alten Geschichten erzählen alle davon, wie der Schamane mit einem Wolfs- oder Bärenschädel und Bärenkrallen ans Feuer tritt, etwas hineinwirft und es Funken sprüht, laut zischt und weiter aufflammt. Danach fängt er an zu brüllen, zu knurren und tanzt bedrohlich um den Klienten herum, welcher sich ein wenig in die Ecke gedrängt fühlt und sich fragt, wo er hier gelandet ist. Dieses Geschehen öffnet den Geist dadurch, dass der Klient aus dem Alltagsgeschehen herausgerissen wird. Wenn die Schamanische Reise beginnt, spreche ich also zuerst mein kleines Gebet, gebe mein Signal in Form des Pfeifens von mir und beginne die Geister zu rufen. Das Pfeifen ist unwichtig im Allgemeinen, aber für mich ein wichtiger Schalter, der mich in die geeignete Startposition bringt. Dann gehe ich in die Trance: alles, was vorher da war, ist dann weg und ich verwandle mich. Verwandelt reise ich in die *Nicht-Alltägliche Wirklichkeit* und tue dort, was immer zu tun ist. Habe ich von dort etwas mit zurückgebracht, übergebe ich dies nach der Reise dem Klienten und verkünde gegebenenfalls „Hausaufgaben", wenn mir welche für den Klienten aufgetragen wurden. Mein Klient wurde vorher auf alles hingewiesen, was innerhalb meiner Arbeit passiert. Er ist also über alles informiert und weiß über das Geschehen Bescheid. Ist alles getan, fülle ich den Klienten mit positiver Kraft an. Dann setzen wir uns gemeinsam hin, ich berichte von der Reise und den Hausaufgaben. Ich habe immer einen Block bereitliegen, damit der Klient sich alles aufschreiben kann, wenn er möchte.

Wie gehst du damit um, wenn ein Klient seine „Hausaufgaben" nicht erfüllt hat und stattdessen zu einer weiteren Sitzung kommen möchte, weil es ihm noch immer so schlecht geht?

Das ist ganz unterschiedlich. Ich weise bei den Seelen-Rückholungen zum Beispiel immer darauf hin, dass bis zu 70% der Heilung beim Klienten liegen. Bei einem solchen Anruf sage ich dem Klienten, dass ich sein Anliegen verstehe und wir es gewohnt sind, zum Doktor zu gehen, eine Tablette verschrieben zu bekommen und nichts tun müssen, es sich aber hierbei um eine ganzheitliche Methode handelt und anders vorgegangen wird. Wenn diese Mitarbeit nicht geleistet wird, so besteht die Gefahr, dass all unsere Sitzungen zu nichts führen. Manchmal vergebe ich dann dennoch einen Termin und begebe mich für den Klienten auf die Reise, auf welcher ich die Geister dann konkret nach den Hausaufgaben vom letzten Termin frage und was nun zu tun sei. Diese Hinweise gebe ich dann an den Klienten weiter. Hält sich ein Klient wieder nicht daran, mache ich keinen weiteren Termin mit ihm, weil die Geister sich dann auch ein Stück weit betrogen fühlen.

Beim Schamanismus liegt also ein Großteil der Heilung beim Klienten selbst und genau in dieser Selbstaufarbeitung liegen die Erkenntnis und die Möglichkeit der Heilung. In früheren Zeiten haben Menschen oft nur ein Mal einen Schamanen aufgesucht, um Heilung zu erfahren. Das lag vermutlich zum einen daran, dass sie um die Botschaft und den Weg, welche Krankheiten aufzeigen, wussten und zum anderen daran, dass sie nicht so viele pharmazeutische Möglichkeiten hatten. In der Schulmedizin fehlt der Faktor der eigenen Erkenntnis völlig und nicht selten führt dies dazu, dass eine Krankheit wiederkehrt oder sich einen anderen Weg sucht, um die Botschaft zu übermitteln. Seit einiger Zeit beobachten viele Schamanen, dass die Klienten ein Thema mehrmals angehen und sich in einer tiefen Prozessarbeit scheinbar ausreichend oft damit beschäftigen müssen, bis sie wirkliche Klarheit erhalten haben und sagen können, dass sie es nun endlich aufgeben oder loslassen wollen. Das Thema kehrt also mitunter wieder zurück, bis der komplette Erkenntnisprozess über Ursachen und Hinweise, die die Krankheit gibt, abgeschlossen ist.

Wie kann sich ein schamanisch Praktizierender davor schützen, von den Emotionen seiner Klienten überrollt zu werden?
Gibt es sinnvolle Rituale, die dazu dienen könnten?

Wenn wir in eine Schamanische Sitzung gehen, öffnen wir einen Heiligen Raum, welchen wir mit verschiedenen Dingen kreieren. Zum einen ist es die Heiligkeit unseres Raumes selbst, wenn wir ein eigenes Zimmer oder eine Praxis dafür haben. Genau das empfehle ich auch, denn es kann auf Dauer unangenehm sein, sich innerhalb seines Wohnraumes mit negativen Energien und Krankheiten zu beschäftigen. Ein Zimmer, das nur zu diesen Zwecken verwendet wird, ist hier wirklich vorzuziehen. Die Geister kennen diesen Raum ebenso und helfen uns, ihn rein zu halten. Eine klare Abgrenzung ist hier genauso wichtig, wie bei einer Trommel, die auch nur zum Schamanisch Reisen, und nicht für alles Mögliche benutzt werden sollte. Wir können viel klarere Schalter für uns, die Geister und unsere Arbeit setzen, wenn klar ist, was wir wozu nutzen.

Betrete ich dann also nach aller Vorbereitung mit meinem Klienten einen Heiligen Raum, so ist darin Platz für alles Leid, das derjenige mit sich bringt. Es gibt sogar schamanische Methoden, bei denen der Schamane genau damit arbeitet, das Leid des anderen zu übernehmen, in sich zu transformieren und dadurch zu heilen. Das Leid geht also auf den Schamanen über, der dieses Leiden in sich besiegt und sich dann kraftvoll davon befreit. Es ist aus meiner Sicht daher völlig natürlich und auch in Ordnung, mit dem Klienten zu leiden. Man kann dieses Leiden schließlich auch dazu nutzen, noch mehr mitfühlende Geister anzuziehen. Wenn man den Gebetsgesängen der Indianer lauscht, so kann man gut wahrnehmen, dass sie nahezu jammern und fast weinen. Sie tun dies genau aus dem Grund, dass sie immer mehr Geister anziehen und auf das Leiden aufmerksam machen wollen. Deswegen kann eigenes Leid, hervorgerufen durch das Leid des Klienten, für die schamanische Sitzung nur produktiv sein. Das sollte man dann auch herauslassen und weinen, wenn einem zum Weinen zumute ist.

Ist der Klient gegangen, sieht dies ganz anders aus. Nach einer solchen Sitzung sollte man das Leid möglichst vergessen und abstreifen. Beschäftigt man sich noch lange mit der Person selbst oder dem Gesehenen, so kostet einen das viel Kraft. Ich selbst habe dies anfangs gemacht, bis die Geister eingriffen und mein Verhalten änderten. Inzwischen vergesse ich derart schnell die Inhalte einer Sitzung, dass ich nachher überhaupt nicht die Möglichkeit habe, darüber nachzudenken. Ist ein Klient gegangen, ist auch mein Kopf wieder frei. Ich weise die Klienten oft genug darauf hin, dass sie bei Fragen anrufen oder emailen können, jedoch immer erklären müssen, worum es bei ihrer Sitzung ging, da ich selbst am nächsten Tag nichts mehr davon weiß. Ich benötige also Zeit, um mich wieder zu erinnern – meistens erinnere ich mich selbst dann nur an einen Hauch von allem, nicht an jedes Detail.

Für mich hat das Wohl des Klienten die höchste Priorität. Es kommt leider nicht selten vor, dass Klienten nur eine Bestätigung dafür haben wollen, wie unfair sich der Lebenspartner verhält oder einfach etwas bei mir abladen wollen, was ich als energetischen Müll bezeichnen würde. Diese Erklärungen und Erzählungen seitens des Klienten sind seinem eigenen Wohl jedoch nicht dienlich. Beginnt jemand, mir vor der Schamanischen Reise all diese Hinweise zu geben und all seine Geschichten zu berichten, so beende ich das Erzählen auch schon mal, da es gerade nicht zur Aufgabe gehört, mich unnötig im Geiste beschäftigt und wir darüber nicht weiter sprechen müssen. Man sollte sich hier tunlichst davor schützen, als Mülleimer missbraucht zu werden und einem Menschen nicht die Gelegenheit geben, seinen ganzen Frust bei einem abzuladen. Dies behindert das klare Reisen und kann auch wahrlich nicht im Sinne des Klienten sein, denn es mindert seine Chance ein positives Ergebnis zu erzielen. Ich begebe mich sonst voller unnötiger Gedanken oder gar ermüdet auf meine Reise, was mich letztlich dabei stören würde. Ich sage einem solchen Klienten dann, dass dies gerade nicht hilft und auch irrelevant ist, selbst, wenn ich dies zehn Mal wiederholen muss oder ihn oder sie vielleicht sogar regelrecht abwürge. Ich möchte hier jedoch nicht falsch verstanden werden. Es ist wichtig, dass der Klient seine Situation beschreiben darf, welche körperlichen Schmerzen er gerade hat oder welche Gefühle die Seele derzeit belasten, denn ein jeder muss es auch loswerden. Auch die damit verbundene Selbstreflektion ist wichtig. Man kann jedoch unterscheiden, ob jemand etwas erzählt, weil er es gerade erzählen muss, oder jemand ohne Pause redet und nicht mehr damit aufhört. Es muss also nicht jeder einzelne Streit mit dem Partner in detailgenauer Beschreibung und wer wann was gesagt hat, beschrieben werden. Dadurch schaukeln sich ohnehin die Kreisläufe in Beziehungen einfach hoch. Ein gesundes Maß ist hier für alle Beteiligten wichtig.

Gibt es Rituale, die den Übergang der Arbeit mit einem Klienten zum anderen leichter und unbeschwerter gestalten können? Und was kann man tun, um sich nach einem Tag mit Klienten ganz von dieser Arbeit zu lösen?

Wenn ich eine Sitzung gegeben habe, brauche ich eine Weile, bis ich wieder ganz in der Alltagswelt angelangt bin. Mir hilft dann, dass ich mich durch essen oder trinken erde. Habe ich danach noch eine Sitzung, bleibe ich ganz gern noch in diesem Zustand, weil ich vor der ersten Sitzung eine ähnliche Vorbereitung mache, um mich auf die Arbeit einzustimmen. Direkt nach einer Sitzung bin ich dann ohnehin noch halb in der Trance und bleibe sozusagen eingestimmt. So fällt es mir dann von Klient zu Klient immer leichter in die Trance zu gehen, das heißt, ich unterbreche diesen Zustand nicht wirklich. Wenn ich den Tag beschließe und keine Klienten mehr habe, sage ich den Geistern, dass die Arbeit beendet ist, spreche allen Wesen, die da gewesen sind, meinen Dank aus, zünde ein Räucherstäbchen für sie an und verabschiede sie. Ich sage ihnen immer, dass sie weiterziehen können, wohin auch immer es sie zieht und sie bitte wiederkommen sollen, wenn ich sie rufe. Danach schließe ich die Tore. Manche Menschen können sich nicht so leicht von derlei trennen. Gerade Selbstständige, egal in welcher Branche, können sich sehr schwer von ihrem Geschäft trennen. Sie bringen ihre Arbeit mit nach Hause. Einmal haben mir die Geister gesagt, es würde einem Klienten helfen, sich zuhause im Eingangsbereich eine Stempeluhr anzubringen und dort abzustempeln, wenn er nach Feierabend sein Haus betrat. Danach sollte er nicht mehr an seine Arbeit denken, auch wenn er sich quasi dazu zwingen müsse. Die Botschaft der Geister ist auf den Klienten zugeschnitten und kann bei einem anderen Klienten mit derselben Problematik ganz anders aussehen. Solch ein Klient hat vielleicht vor seiner Selbstständigkeit jahrelang in einer großen Firma gearbeitet und ist deshalb an das Abstempeln nach Feierabend gewöhnt, weswegen es ihm innerlich keine Erleichterung oder Trennung zwischen Geschäfts- und Privatleben verschaffen würde, so zu verfahren.

Man sollte sich wirklich klar machen, dass Kliententhemen und schamanische Arbeit nur in den dafür vorgesehen Rahmen gehören und außerhalb dessen nichts zu suchen haben. Es tut nicht gut, Privates und Geschäftliches zu vermischen. Das gilt für alle Bereiche.

Du hast, genau wie auch ich, recht jung begonnen, den schamanischen Weg zu beschreiten. Gibt es aus dieser Erfahrung heraus etwas, das du den Menschen raten kannst, die schon in jungen Jahren schamanisch arbeiten?

Das taucht immer wieder auf: der Geist weht, wo er will. Es ist völlig altersunabhängig! Es ist unabhängig von der Stellung, die man innehat, dem, was man bisher erlebt hat, wie lebenserfahren man ist oder wie gut man reisen kann. Die Geister suchen sich die Klienten und auch die Schamanisch Praktizierenden aus – und das nach völlig anderen Kriterien als sie uns vielleicht sonst üblich erscheinen würden.

Fördert schamanisches Reisen die innere Reife?

Nicht unbedingt die schamanische Reise, aber der Kontakt zu den Geistern. Die Arbeit mit den Geistern ist ein guter Weg, um ein wahrer Mensch zu werden. Auch deshalb, weil dieser Weg weder dogmatisch noch allgemein ist, sondern auf uns persönlich zugeschnitten.

Bedarf es einer gewissen inneren Reife, um mit Klienten zu arbeiten?

Das bezweifle ich. Wenn die Klienten zu uns kommen, passiert das nicht ohne Grund. Außerdem ist der Schamanisch Praktizierende ja, wie bereits erwähnt, nur der Brückenbauer und den Geistern fehlt es nicht an Reife.

Besteht bei schamanischen Reisen die Gefahr einer Flucht vor der Realität?

Kann sein, wird aber nicht lange gutgehen. Die Geister werden das ändern. Wir sind nicht hier, um in anderen Realitäten unser Leben zu leben, denn dann hätten wir gar nicht erst herkommen brauchen.

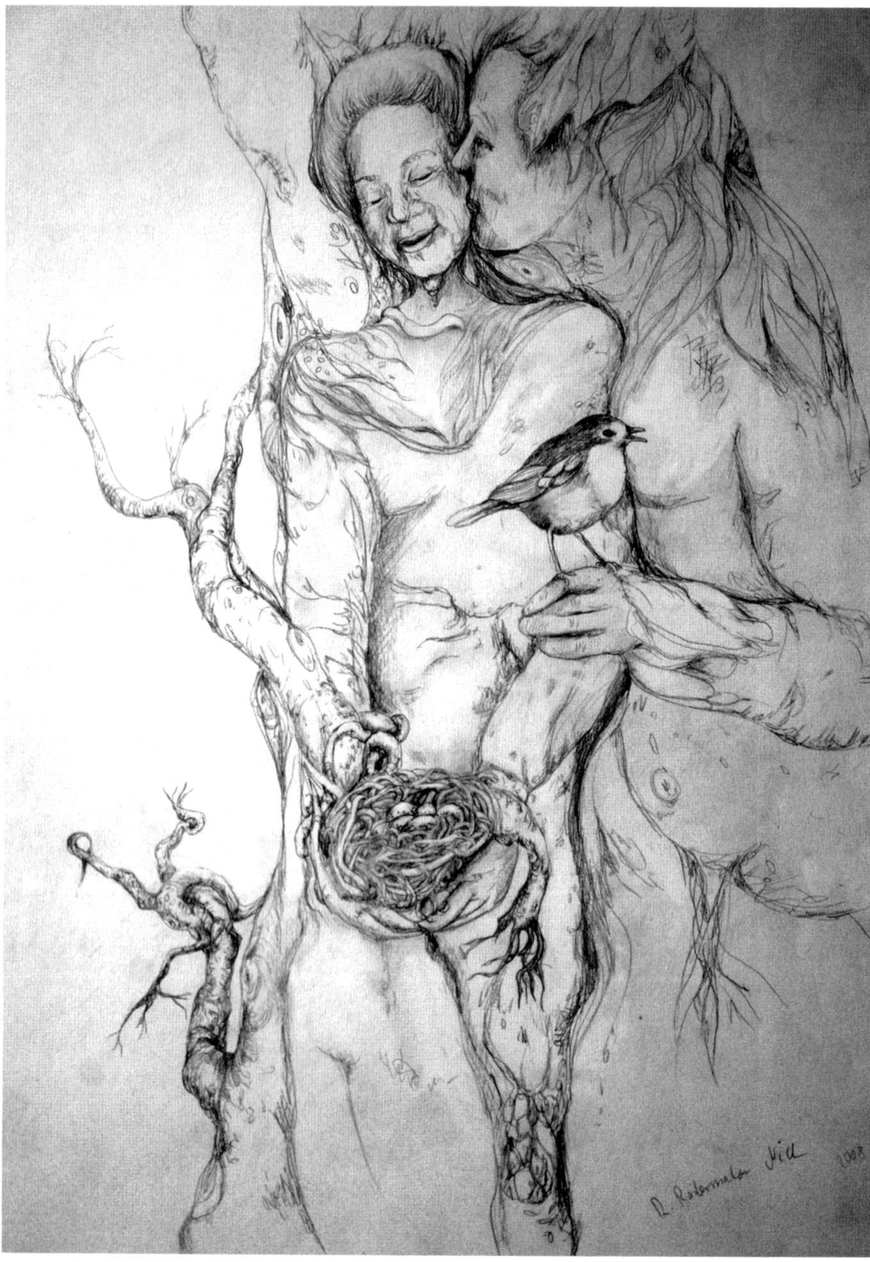

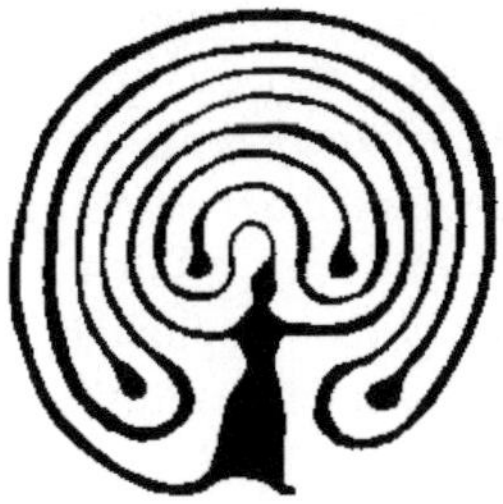

Kapitel 11
Schutz

Gibt es eine Art Faustregel, was man bei seinen Reisen niemals vergessen oder immer tun sollte, um sich sicher und geschützt in der Anderswelt zu bewegen?

Da hilft die schamanische Disziplin. Diese ist bei der schamanischen Arbeit sehr wichtig. Sie greift, wenn wir den Kontakt zu unseren Helfern pflegen, wenn es uns drängt uns einzumischen, wenn wir uns hervorheben möchten, in Wettbewerb treten wollen, wenn es gilt die inneren Schluchten der Düsternis zu durchqueren, unser Ego aus der Arbeit herauszuhalten, uns bewusst zu machen im Hier und Jetzt zu bleiben, sich selbst zu achten. Zum Beispiel ist es wichtig, dass man nicht überstürzt losreist, sondern sich genau überlegt, wohin man gelangen möchte, über welchen Zugang und zu welchem Zweck. Es ist wichtig, seine Intention für die Reise zu formulieren. Diesen Satz kann man sich dann in Gedanken oder laut vorsagen, um sich ganz klar auszurichten. Man sollte direkt sein Krafttier zu sich rufen und nur mit diesem weiterreisen. So ist der nötige Schutz gewährleistet. Es ist auch wichtig, eine ungestörte Atmosphäre zu schaffen und darauf zu achten, dass einen nichts dazu zwingen kann, überstürzt wieder zurückzukehren. Es ist daher ratsam Telefon, Handy und Klingel auszustellen. Wir können zwar einfach so, weil wir nun die Reise beenden wollen, unsere Augen wieder öffnen – doch dabei kann es auch passieren, dass wir einen Teil von uns selbst in der *Nicht-Alltäglichen Wirklichkeit* zurücklassen. Dieser wird wohl zu uns zurückfinden, doch ist es bis dahin ein nicht gerade angenehmer Zustand. Wir sollten es uns daher zur Disziplin machen, den gleichen Weg zurückzugehen, den wir gekommen sind, um unsere Reise sicher zu beenden und zu einem guten Abschluss für uns selbst zu bringen. Kommen wir einfach so durch ein plötzliches Öffnen der Augen zurück, so geben wir dem Verstand nicht, was er braucht. Der Verstand benötigt einen Weg zwischen A und B. Sollte man sich nicht mehr genau an den Weg erinnern, so kann man auch einmal etwas überspringen, doch man sollte immer versuchen, mit seinem Verstand verständnisvoll umzugehen und somit auch, wenn möglich, immer einen klaren Weg in die Anderswelt hinein und wieder hinaus gehen.

Was sagst du generell zum Thema Schutz? Wie wichtig ist Schutz? Wie schützt du dich?

Der beste Schutz, den wir haben, wäre völlige Verschlossenheit gegenüber der spirituellen Welt. Aber jeder, der sich bereits geöffnet hat, spürt, dass er nicht wieder zurück in seinen alten Zustand möchte – sich also nicht erneut verschließen möchte. Wenn man sich für die spirituellen Kräfte oder die *Nicht-Alltägliche Wirklichkeit* zu interessieren beginnt, öffnet man sich diesen Kräften und Welten. Ab diesem Moment ist der Schutz durch Verschlossenheit nicht mehr zu erreichen, es sei denn, man hat keinerlei Interesse mehr an Spiritualität und der Anderen Welt. Ich bin auch sicher, dass der Leser eines Buches, wie diesem hier, sich öffnen möchte, da er spürt, dass es noch mehr als nur die sichtbare Welt zu erfahren gibt. Es besteht also eine grundsätzliche Bereitschaft, sich zu öffnen. Wenn wir Menschen uns öffnen, so öffnen wir uns natürlich nicht nur für die „positiven" Kräfte des Universums, sondern auch für die „negativen", wenn man hier von positiv und negativ sprechen möchte. Das ist der Grund, warum jene, die sich sehr öffnen, meistens in irgendeiner Form Schutzvorrichtungen haben. Diese können Schutzschilde, spezielle Amulette, Schutzsteine, Schutzanhänger, Rituale zum Schutz und auch Schutzkreise sein, die jemand um sich zieht. Aus schamanischer Sicht ist der beste Schutz, den man haben kann, das Krafttier. Bei den Salish gibt es auch den Schutz durch Visualisierung eines blauen Eis, was man interessanterweise kultur- und traditionsübergreifend vielerorts findet. Wenn ich selbst eine Zeremonie veranstalte, ziehe ich um alle Teilnehmer einen Schutzkreis, den ich nach der Zeremonie auch wieder öffne. Das gleiche gilt für das Rufen der Geister – wenn ich sie rufe, öffne ich die Tore, wenn ich sie wieder verabschiede, so schließe ich die Tore damit wieder.

Es gibt noch ein weiteres schönes und sehr wirkungsvolles Ritual, womit man sich schützen kann. Sollte man trotz aller Behutsamkeit das Gefühl haben, angegriffen zu werden, so kann man vier Feuerstellen in den vier Himmelsrichtungen aufbauen und eine nach der anderen entzünden. Dabei zündet man zuerst das Feuer im Norden an und spricht dazu die Worte: „Nichts aus dem Norden kann mir etwas anhaben!“, dann geht man mit der brennenden Fackel zum Ost-Feuer und verfährt genauso, dann zum Süd-Feuer und zum West-Feuer und wiederholt auch hier den Text entsprechend der jeweiligen Himmelsrichtung. Danach tritt man mit der brennenden Fackel des West-Feuers in die Mitte und spricht mit der Fackel gen Himmel die Worte zum Himmel und dann mit der Fackel gen Erde entsprechend zur Erde. Danach bleibt man dort stehen und visualisiert die sechs schützenden Feuer. Dieses Ritual hilft sehr stark, sollte jedoch nach 14 Tagen wiederholt werden, da der Schutz nicht viel länger anhält.

Sehr wichtig ist auch Reinigung, was vor und nach Zeremonien oder Sitzungen schützt. Ich reinige mich vor all meinen Zeremonien, allerdings eher aus Achtung den Geistern gegenüber. Ich möchte sauber und rein vor sie treten. Das Räuchern hinterher dient eher der Beseitigung unerwünschter Einflüsse. Bei den Sitzungen ist es wichtig, vorher und auch hinterher den Raum energetisch zu reinigen, wozu ich auch stets Räucherwerk verwende. Wenn ich eine Extraktion vorgenommen habe, so gehe ich meistens direkt danach ins Bad, wasche mich mit fließendem, kaltem Wasser und nehme eine kleine Selbst-Extraktion vor. So kann ich sicher sein, dass von dem anderen Menschen absolut nichts mehr an mir haftet. Fließendes, kaltes Wasser eignet sich hervorragend zum Reinigen.

Sucht man sich die schützenden Amulette und Talismane selbst? Oder werden sie einem gezeigt bzw. gebracht? Sind sie auch in unserer alltäglichen Wirklichkeit vorhanden oder „nur“ auf Reisen bei uns?

Außer der Räucherung, dem Rufen der Geister und dem fließenden Wasser anlässlich einer Extraktion, brauche ich keinen weiteren Schutz. Wenn man eine eher ängstliche Person ist und sich darüber hinaus weiteren Schutz wünscht, so rate ich dazu, dass Krafttier, den Lehrer oder die Lehrerin in der *Nicht-Alltäglichen Wirklichkeit* zu fragen, womit man sich noch besser schützen könne – und dem Wissen der Geister zu vertrauen. Dadurch, dass jede Persönlichkeit einzigartig und sehr unterschiedlich ist, benötigt jeder Mensch für seine Heilung und seinen Schutz etwas einzigartiges und kann daher auch nach dem für sich bestmöglichen Schutz fragen. Sollte einem das Krafttier, der Lehrer oder die Lehrerin auf die Frage nach besserem Schutz ein Amulett umhängen oder einen Talisman geben, so ist es sinnvoll, diesen auch in die materielle Welt zu bringen. In der *Nicht-Alltäglichen Wirklichkeit* sind diese Gegenstände wesentlich feinstofflicher und sollten in einer materiellen Wirklichkeit ebenso zu unserer Verfügung stehen. Es gilt nun, diesen Gegenstand zu besorgen oder gar aufzuzeichnen und einen Goldschmied zu bitten, ihn anzufertigen, wenn es kein herkömmlich zu bekommender Gegenstand ist. Natürlich kann man auch einen bekannten Schutz-Gegenstand ausprobieren und schauen, ob man dadurch geschützter ist – ähnlich dem Ausprobieren, wodurch man mehr Kraft erhält, wovon wir zu Beginn sprachen. Doch ich empfinde dies wesentlich umständlicher, als einfach mein Krafttier zu fragen. Wenn wir in der materiellen Welt einen Schutz-Gegenstand haben, ob durch das Krafttier oder wen auch immer aufgezeigt, so können und sollten wir diesen tragen, umhängen oder bei uns haben, wann immer wir Schutz wünschen oder benötigen. Das muss also nicht ausschließlich zum Anlass der Schamanischen Reise, einer Sitzung oder einer Zeremonie sein. Auch hier gilt es, sich nicht davon abhängig zu machen.

Zu diesem Thema gehört für mich auch, dass man diese Gegenstände, Talismane, Schmuckstücke und ähnliches nicht an andere Menschen verschenken oder einfach wegwerfen sollte. Es ist wichtig, sie umsichtig zu entsorgen, da sie über einen gewissen Zeitraum eine Verbindung zu uns aufgebaut haben, die energetisch besteht. Daher kann man sie auch nicht so einfach verschenken. Man hat die Möglichkeit, den Gegenstand in lehmhaltiger Erde zu vergraben, einem Gewässer oder dem Feuer zu übergeben, wenn man ihn nicht mehr bei sich haben und daher unschädlich machen möchte. Sollte man den Gegenstand an eine andere Person weitergeben wollen, so ist es ratsam, die Geister zu fragen, für welchen Zeitraum man den Gegenstand in Erde oder Wasser reinigen sollte, bis die Verbindung getrennt und der Gegenstand gereinigt ist, und man ihn völlig frei jemandem übergeben darf. Es ist auch möglich, dass die Helfer einen besseren Weg kennen, uns von dem Gegenstand zu trennen. Der Sinn hinter all dem ist, dass wir die Verbindung zu uns trennen und den Gegenstand aus unserem Kreis herauslösen.

Reicht eine gute Krafttier- und Lehrer-Verbindung als Schutz aus? Könnten wir also auf räuchern, Schutzamulette und ähnliches vertrauensvoll verzichten, wenn unsere Krafttierverbindung stark ist? Und wodurch wird diese Verbindung überhaupt gut oder stark?

Das Krafttier und sorgsames Verhalten ist völlig ausreichend.

Mit sorgsamen Verhalten meine ich zum Beispiel das Reinigen nach der Arbeit mit Klienten und die schamanische Disziplin. Ähnlich wie in unseren alltäglichen Beziehungen, können wir die Verbindung zu unseren Helfern durch engeren Kontakt und zusätzlich durch den Krafttiertanz verstärken. Je näher wir unserem Tier kommen, je mehr wir mit ihm teilen, je intensiver wir uns mit ihm verbinden und je häufiger wir verschmelzen, desto intensiver ist der Schutz über diese Bindung. Das ist doch auch im alltäglichen Leben so – du kannst vielleicht nicht erwarten, dass Hans-Günther, der fünf Straßen weiter wohnt, dich in einem Notfall beschützen würde, doch dein Ehepartner würde dies tun. Er beschützt dich. Er steht dir näher und hat großes Interesse daran, dich vor Unheil zu bewahren. Genauso ist es auch mit unseren Krafttieren.

Wichtig für unseren Schutz ist auch der Zustand der Vollständigkeit, der sich im Laufe deiner Arbeit ergeben wird oder durch dich herbeigeführt werden kann.

Gibt es eine Alternative zum Krafttiertanz? Können jene Menschen, denen dieser Tanz albern oder peinlich vorkommt, den Tanz zum Beispiel durch eine regelmäßige Reise, die nur dem Besuch des Tieres und der gemeinsamen Bindung dient oder etwas ähnlichem, gleichwertig ersetzen?

Wie wäre deine Beziehung zu jemandem, der dich gern besucht und auch gern mal die Nacht bei dir verbringt – sich aber nicht mit dir in der Öffentlichkeit zeigen möchte?

Der Tanz ist an sich schon etwas spirituell und energetisch Wirksames. In allen Kulturen wurde und wird getanzt. Besonders gemeinsame Tänze, also Stammestänze, sind sehr sozialisierend. Auch bei uns hat sich diese Tradition erhalten und scheinbar waren die Tänze zu den Dorffesten nicht genug, so dass schließlich sogar Discotheken, Tanzlokale und Tanzschulen entstanden sind. Man sollte diesen Krafttiertanz nicht ersetzen wollen – dafür ist er zu wertvoll. Sollte jemand aber aus gesundheitlichen oder körperlichen Gründen nicht tanzen können, muss ein einfaches „zu sich einladen“ genügen. Man verbindet sich mit seinen Helfern und spürt dieser Verbindung nach. Wichtig ist ein Zeitrahmen, der mit dem Einladen der Geister beginnt und mit der Trennung endet. Hier möchte ich noch anfügen, dass die Trennung überaus wichtig ist. Eine dauerhafte Verbindung ist nicht gut. Zum einen ist es nicht natürlich und zum anderen kann man so wohl kaum seinen Alltag bewältigen. Es gibt Menschen die sich mit Gott dauerhaft vereinigen möchten. Das kann ich mir nur im Kreise Gleichgesinnter, wie zum Beispiel in einem Kloster oder tatsächlich als Einsiedler vorstellen. Im Schamanismus ist eine solche Verbindung aus gutem Grund temporär. Wahrscheinlich würde ich dem Erstbesten, der es nötig hat, mein gerade am Geldautomaten abgehobenes Bargeld schenken oder in Verzückung vor ein fahrendes Auto rennen.

Gibt es darüber hinaus etwas, das du raten kannst, um die Verbindung mit seinen Verbündeten in der Anderswelt zu stärken und sich auf diesen Reisen sicher zu bewegen?

Es ist sicherlich gut für die Verbindung, wenn man oft auf Reise geht und die Verbündeten besucht. Vielmehr macht es jedoch mit uns selbst. Wenn wir oft reisen, so geraten wir demnach auch oft in andere Bewusstseinszustände und diese Häufigkeit trainiert unseren Geist dahingehend, dass es immer schneller und leichter zu veränderten Bewusstseinszuständen kommen kann. Wie bei allem was wir üben, wird es uns mit der Zeit leichter fallen. Das ganze Sein wird offener für die nicht-alltäglichen Dinge. Hinzu kommt, dass wir mehr und mehr in ein inneres Gleichgewicht kommen. Die physische Welt hat eigene Gesetze, für die unser Verstand und Körper bestens ausgestattet sind. Wir sind aber nicht nur Verstand und Körper. Bei der schamanischen Reise ist es unser Geist, unser Spirit, welcher in Aktion kommt und gebraucht wird. Für diese Welten ist er das bessere Vehikel und es tut ihm gut wieder zum Zuge zu kommen. Das schafft ein Gleichgewicht in unserem Wesen, welches sich positiv auf unser Ganzes auswirkt.

Kann man auch zu oft reisen?

Man sollte sich immer vor Augen halten, dass man sich für ein Leben auf der Erde entschieden hat und dieses auch leben sollte. Man ist nicht dazu in diesem Leben, es permanent zu verlassen, um in anderen Welten herumzureisen. Das würde auch dazu führen, dass wir überhaupt nicht mehr geerdet sind und unser Leben auf der Erde kaum mehr geregelt bekämen. Es ist also ebenso wichtig, sich auf das jetzige Leben zu konzentrieren. Ich möchte mein Leben selbst bewerkstelligen, mit Hilfe aus dieser Welt. Wenn ich Probleme habe, suche ich jemanden der mir helfen kann. Ich habe Familie und Freunde – die Geister behellige ich nicht damit.

Ich reise nicht für mich, nur für andere. Es ist nichts Verwerfliches daran, für sich zu reisen, doch sollte man erst mal selbst versuchen, seine Probleme auf andere Art zu lösen. Würde Gott all unsere Gebete erhören, würden wir auf ewig unselbstständige Kinder bleiben.

Kann man auch ein Schutz-Ritual schaffen, das für den Schamanisch Praktizierenden den „Schalter: Schutz" setzt?

Ich habe mich anfangs mit mehreren Visualisierungen geschützt, besonders anlässlich von Zeremonien und Ritualen. Bei Ritualen befindet man sich in der Mittelwelt, in der freien Natur an einem Platz, möglicherweise an einem alten Kraftplatz, an dem ohnehin schon Verstorbene „herumgeistern“. Durch ein Ritual oder eine Zeremonie entsteht innerhalb des Kreises der Gruppe ein bestimmtes Licht, das weithin sichtbar wird und dessen Schein Verstorbene anzieht. Da ist ein Schutz für die Gruppe sehr sinnvoll. Heutzutage mache ich einen Schutzkreis, bevor wir mit der Zeremonie beginnen. Früher habe ich auch in jede Himmelsrichtung um den Kreis herum die Rune Thurisaz, die Dornenrune, gezeichnet oder visualisiert, welche die unfreundlich gestimmten Geister abhält und die Teilnehmer des Rituals und mich selbst vor Schaden bewahrt. Ich halte dies heute aber nicht mehr für notwendig. Für das Ziehen eines Schutzkreises, das jedes Mal gemacht werden kann, fällt mir kein anderer Schalter ein, als eben dies zu tun. Der Schalter für die Schamanische Reise ist etwas anderes. Der Körper benötigt eine gewisse Zeit, um in die Trance zu gelangen und dazu müsste man dann gut eine halbe Stunde trommeln oder länger. Dadurch, dass wir immer eine gleiche Geste oder Handlung vollführen und immer nur dann, wenn wir gleich Schamanisch Reisen, so weiß unser ganzes Sein, dass nun eine Reise ansteht. Der Körper ist also schon in Warteposition und kann beginnen, sich auf alles einzulassen. Der Vorgang der notwendigen körperlichen Veränderung, um in die Trance zu gelangen, wird dadurch enorm beschleunigt. Einen Schutzkreis zu ziehen, benötigt meines Erachtens keinen Schalter, um es noch schneller zu gestalten, da auch keine körperliche Veränderung nötig ist – die Visualisierung eines schützenden Kokons aus blauem Licht oder das Abgehen eines Kreises wird dadurch nicht schneller werden.

Du weist in deinen Kursen darauf hin, dass es bei einer Besetzung nie nur um die Hilfe für den Besetzten geht, sondern immer auch um Hilfe für den Besetzenden, da dieser eine sehr leidende Seele ist, die dringend Halt sucht.
Vielen Menschen macht allein das Wort „Besetzung“ Angst und sie sorgen sich zu allererst um ihren eigenen Schutz. Kannst du ein wenig darüber erzählen, um Mitgefühl und Verständnis für eine solche leidende Seele zu geben?

Generell habe ich kein gutes Gefühl, etwas zu diesem Thema zu veröffentlichen, da sehr viele Ängste damit einhergehen und auch in den einschlägigen Medien häufig auf seltsame Art darüber berichtet wird – man meint fast schon, es sei irgendwie „in“. Um wahrhaftig besetzt zu werden, braucht es eine ganze Menge und diese Dinge geschehen nicht so einfach und häufig, wie es immer wieder behauptet wird. Es braucht dazu vor allem eine sehr große Lücke bei einem Menschen – ein extremes unverarbeitetes Trauma – natürlich einen Verstorbenen, der hängengeblieben ist und es braucht eine Art innere Bereitschaft und Öffnung dieses Menschen, dass ein solcher Verstorbener überhaupt komplett in ihn hineinfahren kann. Dies passiert so gut wie nie! Sollte es doch geschehen sein, so sollte man daran denken, dass der Verstorbene vermutlich einen sehr plötzlichen oder gewaltsamen Tod gestorben ist. Wenn ein Mensch so plötzlich aus seinem Leben gerissen wurde, so begreift er oftmals nicht, dass er tatsächlich gestorben ist. Ein solcher Verstorbener wird ebenso plötzlich von niemandem mehr gesehen, gehört oder gespürt und kann sich deswegen auch mit niemandem mehr in Verbindung setzen. Möglicherweise geht damit die Gewissheit einher, seine Kinder oder seinen Partner, nie mehr wiederzusehen, zu umarmen und mit ihnen lachen zu können. All das kann nicht kommuniziert werden, nie wieder diesen Menschen, die noch leben, mitgeteilt werden, wodurch eine große Haltlosigkeit entsteht. Es fehlt auch die schon besprochene Läuterung und das bedeutet, dass der Verstorbene nicht von all seinen negativen Eigenschaften wie Angst, Eifersucht, Gier, Zorn etc. befreit ist. Dann besteht die Möglichkeit, dass eine hier verhaftete Seele in einer lebenden Person Halt und Rettung sieht und sich an diese „klammert". Hierbei kann es dann sein, dass die Eigenarten des besetzenden Wesens durch den Menschen hindurchstrahlen und die nahen Vertrauten meinen, denjenigen kaum mehr wiederzuerkennen, weil er so anders geworden sei. Bei einer solchen Besetzung ist es jedoch immer so, dass beide Hilfe brauchen. Der Besetzte, weil er besetzt wird und der Besetzende, weil er sich diese Verbindung nur aus der Hoffnung heraus, etwas an seiner Situation ändern zu können, gesucht hat. Wir sprechen da in erster Linie von hängengebliebenen Seelen, die es nicht geschafft haben, ins Jenseits zu kommen, wofür es immer verschiedene Gründe gibt. Es handelt sich hier um eine insgesamt und von beiden Seiten bedingte, krankhafte Situation, da der andere Geist in unserem Körper – anders als ein mitfühlendes Krafttier während des Krafttiertanzes, das keinerlei Hilfe benötigt – dringend unserer Hilfe und eines Haltes bedarf.

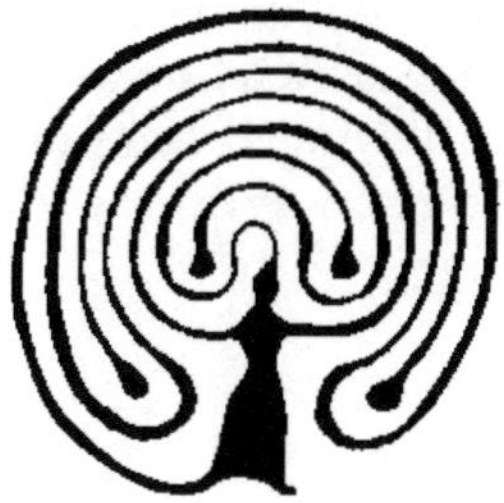

Kapitel 12
Sterben und Tod

Was ist Psychopompos-Arbeit?

Es handelt sich um das Seelengeleit für Verstorbene. In allen Kulturen war der Umgang mit den Verstorbenen auf den ersten Blick gegensätzlich. War der Verstorbene kurz nach seinem Ableben von allen gefürchtet, wurde er später als Ahne regelrecht verehrt. Die Menschen hatten immer Angst vor Wiedergängern, also kürzlich Verstorbenen, die die Menschen im Dorf oder der Familie heimsuchten. Der Grund dafür ist, dass wir unser Anhaften an und in der Welt mit dem Tod nicht einfach verlieren. Warum sollten all die Menschen, Tiere und Dinge die uns im Leben so wichtig waren, plötzlich unwichtig sein? Bei uns in Deutschland, aber auch in Skandinavien, wurden besonders gefürchtete Verstorbene mit Hilfe von besprochenen Haselzweigen in der Erde festgebunden. Für andere wurde ein Loch in die Hauswand geschlagen um den Toten nach draußen zu schaffen. Dies sollte verhindern, dass er den Weg zurück ins Haus findet.

Daher war die Psychopompos-Arbeit seit jeher sehr wichtig. Der Schamane hat dem Verstorbenen geholfen zu begreifen, dass alles, was ihn bislang umgab nun nicht mehr in seiner Reichweite ist und dass all diese Dinge nun auch nicht mehr wichtig sind. Der Schamane hilft dem Verstorbenen, sich von all diesen Dingen loszusagen. Wenn er diese Arbeit erfolgreich bewältigt und ihn sicher in die jenseitige Welt hinübergeleitet hat, dann wandelt sich das ganze Bild – so wird aus dem möglicherweise angsteinflößenden Gespenst ein heiliger Ahne. Dieser hat seine Anhaftungen an diese Welt abgelegt und ist geläutert. Geister, die nicht geläutert wurden und umherwandern, sind also nicht von ihren irdischen Wünschen, Sehnsüchten und Verlangen befreit. Ahnen sind überall auf der Welt heilig und gelten als verehrungswürdig. Es gab viele Ahnenkulte und besondere Tage, an denen den Ahnen etwas geopfert wurde. Auch heute noch gibt es in der christlichen Kirche Allerseelen und den Totensonntag.

Gibt es solch ein Seelengeleit auch für Tiere?

Nein. Ich habe auf all meinen Mittelwelt-Reisen und anlässlich all meiner Hausreinigungen noch niemals eine Tierseele getroffen, die den Weg ins Jenseits nicht von sich aus gefunden hätte. Tiere sind da anders als wir Menschen. Aus der Arbeit mit verstorbenen Menschen weiß ich, dass sie oftmals in dem Trauma verhaftet bleiben, durch das sie zu Tode gekommen sind, oftmals so lange, bis jemand kommt und sie dort herausholt. Bei Tieren ist das anders. Auch Tiere können seelische oder psychische Schäden nehmen, doch nichtsdestotrotz haben sie scheinbar eine Art Urkraft in sich, die es ihnen erlaubt, den Weg ins Jenseits immer zu finden.

Ist jeder Verstorbene, den wir bei einer Hausreinigung antreffen, eine hängengebliebene Seele?

Nein, nicht zwingend. Im Schamanismus haben wir den Vorteil, dass wir mit allen Wesen kommunizieren können. Wenn ich bei einer Hausreinigung einen Verstorbenen treffe, versuche ich herauszufinden, welches Problem er hat oder was mit ihm los ist. Ich habe das Bedürfnis, allen zu helfen, meinen Auftraggebern ebenso wie den Wesen, denen ich möglicherweise dabei begegne. Verstorbene können auch aus eigenem Wunsch heraus bleiben, zum Beispiel um den Lebenden beizustehen oder sie schauen ganz einfach von Zeit zu Zeit nach ihnen. Es gibt ganz unterschiedliche Meinungen darüber, wie lange der Verstorbene noch hier verweilt, ehe er seinen natürlichen Weg ins Jenseits antritt. Diese Zeitspanne beinhaltet die Möglichkeit des Verstorbenen, sich zu verabschieden und sich selbst innerlich von seinem Leben zu lösen. Das fällt dem einen schwerer als dem anderen und hängt von verschiedensten Faktoren ab, die es einem teilweise schwer machen, ins Jenseits zu gehen oder einen gar davon abhalten können. Viele Seelen der plötzlich Verstorbenen bleiben in dieser Ebene hängen, weil sie gar nicht erkennen, dass ihr Tod eingetreten ist. Zum Beispiel habe ich bei einer Hausreinigung einmal eine Frau angetroffen, die an einer Überdosis Heroin verstorben war und noch immer glaubte, sie sei auf einem Trip – allerdings war sie bereits über sechs Jahre zuvor verstorben. Dies können Gründe dafür sein, dass der Verstorbene noch da ist oder es liegt an den Sorgen um die Menschen, die derjenige zurücklässt oder auch der starken Trauer oder heftigen Schuldzuweisungen der Hinterbliebenen, die den Verstorbenen hier festhalten und es demjenigen erschweren ins Jenseits zu gehen. Solche Gefühle können ein starker Ballast sein, der uns im Diesseits hält. Wenn die Lebenden dadurch nicht gestört werden, so muss man die Verstorbenen nicht zwingend in die jenseitige Welt begleiten.

Du hast davon gesprochen, dass manche Menschen ein anderes Licht ausstrahlen und dies gerade im Zusammenhang mit Verstorbenen bedeutend sei. Was hat es damit auf sich?

Ich lerne immer wieder Menschen kennen, die so feinfühlig sind, dass sie Verstorbene wahrnehmen können. Diese Wahrnehmung tritt besonders an den Plätzen zutage, an denen viele Menschen ihr Leben verloren haben, also an alten Richtstätten, Galgenbergen, ehemaligen Konzentrationslagern oder Massengräbern aus dem Krieg. Diese erweiterte Wahrnehmung lässt einen Menschen in der *Nicht-Alltäglichen Wirklichkeit* in einer bestimmten Art und Weise leuchten. Nicht umsonst gibt es in den verschiedensten Kulturen Worte für den Schamanen, die wörtlich übersetzt „der Leuchtende" bedeuten. In der Schamanischen Reise in die Untere Welt kann man das sogar selbst anschauen oder überprüfen, wenn man will. Während der Reise durch den Tunnel in die Untere Welt kann man ganz nah an die Tunnelwand herangehen und an der Wand einen hellen Schimmer wahrnehmen – das ist das besagte Leuchten. Es kann mal schwächer und mal stärker sein und sich auch im Laufe der schamanischen Arbeit verstärken. Dieses Leuchten ist dem Licht des Jenseits sehr ähnlich und vermutlich ist das der Grund, weswegen die Verstorbenen sich von einem Menschen mit diesem Leuchten Hilfe versprechen. Daher zieht es sie sozusagen magisch an. Ein einzelner Mensch, der eine erweiterte Wahrnehmung und besondere Affinität zu Verstorbenen hat, wirkt dadurch insgesamt noch heller auf die Wesen, die sich Hilfe versprechen.

Was kann ein solcher Mensch tun? Für sich selbst und auch für die Verstorbenen?

Wenn Menschen das Gefühl haben, von Geistern geradezu belästigt zu werden, kommt das daher, weil sie ein sehr ähnliches Leuchten haben. Ein wirkungsvolles und wichtiges Werkzeug für einen Schamanisch Praktizierenden ist in diesem Zusammenhang der Bergkristall. Dieser strahlt ein sehr friedliches und besänftigendes Licht aus, welches dazu dienen kann, sowohl als eine Art Magnet die Seelen anzuziehen und als Leuchte den Weg zu weisen.

Das Leuchten des Bergkristalls hat ein sehr ähnliches Licht wie das Licht des Jenseits. Den Menschen, die kaum mehr Ruhe und Schlaf finden und sich regelrecht verfolgt fühlen, gebe ich den Tipp, im Garten einen sehr großen Bergkristall aufzustellen. Dieser erfüllt in der *Nicht-Alltäglichen Wirklichkeit* eine recht ähnliche Funktion wie das „Sammelplatz"-Schild, an dem sich die Menschen bei einem Feueralarm einfinden. Das Licht dient den Verstorbenen zur Orientierung und sie können sich dort einfinden. Natürlich ist es nicht damit getan, dass die Verstorbenen dann dort warten – es sollte auch jemand kommen, der ihnen den Weg ins Jenseits zeigt. Am besten wäre es, wenn die betreffende Person selbst die Kunst der Psychopompos-Arbeit erlernt, damit sie den Verstorbenen von Zeit zu Zeit selbst zu einem Übergang verhelfen kann, bis eines Tages keine mehr nachfolgen.

Eine Seele muss nicht immer hängengeblieben sein, um ein Seelengeleit zu erfahren. Das Seelengeleit erleichtert den Verstorbenen ganz generell den Übergang und den Hinterbliebenen die Trauer. Kannst du hier ein Bespiel nennen oder beschreiben, wie und auf welche Art die Hinterbliebenen Trost finden können?

Die traditionelle Psychopompos-Arbeit war in den meisten Fällen die Aufgabe des Schamanen. Nach einer gewissen Zeit, in der die Geister und der Schamane dem Verstorbenen helfen, loszulassen und abzuschließen, wird derjenige ins Jenseits geleitet. Nach dieser Läuterung wird er zum heiligen Ahnen, der schützend seine Hand über die Hinterbliebenen hält. Die Erleichterung besteht also in einem sicheren Weg ins Jenseits für den Verstorbenen und einem anschließenden Schutz des Ahnen für die Hinterbliebenen. Das Schöne für den Verstorbenen ist, dass er mithilfe der Geister und des Schamanen die Möglichkeit hat, von all den Dingen, die er liebte und all den Menschen, die ihm nahe standen, Abschied zu nehmen und sich davon zu lösen. Er kann dann leichter und unbeschwerter gehen. Für die Überlebenden bietet es den Vorteil, dass sie Dinge abschließen können. Es ist hilfreich für all die Menschen, die etwas nicht mehr aussprechen oder klären konnten, weil jemand ganz plötzlich verstorben ist. All die offenen Konflikte oder Probleme, die nicht mehr gelöst und all die Worte des Dankes und der Liebe, die nicht mehr gesagt werden konnten. Bei der Psychopompos-Arbeit ist es möglich, dies alles nachzuholen, da der Schamane der Grenzgänger ist, der im Diesseits und Jenseits zuhause und der Mittler zwischen diesen beiden Welten ist. Die Hinterbliebenen können also über diesen Mittler Unausgesprochenes aussprechen, Unabgeschlossenes abschließen und Worte des Dankes und der Liebe austauschen. Dadurch fällt die Trauer und der Abschied ein wenig leichter. Die Hinterbliebenen wissen außerdem, dass es dem Verstorbenen da, wo er jetzt ist, gut geht. Der Schamane kann den Hinterbliebenen berichten, wie es dem Verstorbenen jetzt geht und wo er diesen hingeleitet hat. Auch das unterstützt natürlich bei der Bewältigung der Trauer.

Wie kann ein solcher Abschied innerhalb einer Zeremonie heute ganz konkret gestaltet werden, so dass auch die Hinterbliebenen, die weniger mit Schamanismus anfangen können, dabei sein können und nicht etwa den Gedanken haben, dies sei „unwürdig" oder unpassend? Wie wird man also allen gerecht?

In dem man es so weit wie möglich in die Normalität holt. Bei einer Zeremonie sollte es zumindest immer darum gehen, dass der Schamane das Tor zum Jenseits öffnet und den Verstorbenen einen Weg aufzeigt, den er dorthin gehen kann. Dieses Ritual kann man meiner Meinung nach für die heutige Zeit umstellen und anpassen. Für die meisten wird es vermutlich ein fremdartiges Ritual bleiben und gerade diejenigen der älteren Generation werden eine christliche Bestattung erwarten. Nichtsdestotrotz müssen sie sich mit dem Wunsch des Verstorbenen abfinden, wenn dieser zu Lebzeiten oder die nahestehendsten Angehörigen nach seinem Tode um ein Seelengeleit gebeten hat bzw. haben. Man sollte es für alle anderen mit so wenigen Anstoßmöglichkeiten gestalten, wie es eben machbar ist. Der Schamanisch Praktizierende sollte sich vielleicht genauso kleiden, wie die Trauernden. Auch eine Trommel wäre nicht zwingend notwendig. Man kann auch ein anderes Instrument nutzen, um das Bewusstsein zu erweitern und den Menschen den Eintritt in die *Nicht-Alltägliche Wirklichkeit* zu erleichtern. Man würde dies dann auch entsprechend umformulieren, damit sich alle weitgehend wohlfühlen. Man könnte die Angehörigen bitten, sich als V zu gruppieren, dessen Spitze offen ist und die Pforte zum Jenseits symbolisieren soll. Da der Schamane bereits in Trance ist, sieht er den Verstorbenen und kann diesen durch das offene V beziehungsweise zur Pforte ins Jenseits winken und hindurch geleiten. Alle anderen haben zumindest die Möglichkeit, Abschied zu nehmen – was nicht bedeutet, dass die eine oder der andere nicht auch etwas wahrnehmen oder spüren. Oft ist es auch ein Duft, der die Anwesenheit des Verstorbenen anzeigt. Falls es noch etwas zu übermitteln gibt, kann der Schamane dies hinterher den Hinterbliebenen mitteilen. Oft ist es so, dass im Jenseits bereits die Anverwandten warten und den Verstorbenen in Empfang nehmen. Dies kann den Trauernden Zuversicht geben, weil sie wissen, dass es diese zuvor verstorbenen Menschen wirklich gegeben hat, der Schamane das aber nicht wissen konnte und sie fühlen sich dadurch sicherer und gewinnen mehr Zutrauen zu dieser Zeremonie. Dann können sie auch glauben, dass es dem Verstorbenen nun gut geht und er bei seinen Lieben im Jenseits angekommen ist.

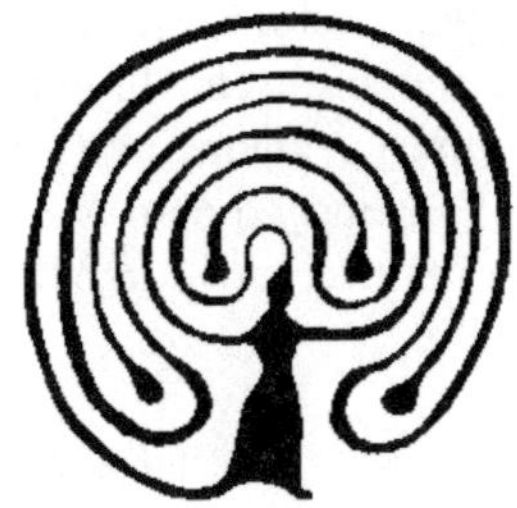

Nachwort

Der Wanderer kehrt vom Feuer zurück, doch sein Herz schlägt weiter im Einklang mit dem großen Herzen dieser Welt. Geister flüsterten und raunten weise Worte, Tiere zeigten sich und wiesen auf innere Qualitäten hin, Steine und Flüsse murmelten Ratschläge – eine weite, bislang ungeahnte Welt öffnete sich... Alles zeigte sich auf der Reise des Wanderers als lebendig, als beseelt, als bevölkert von Brüdern und Schwestern, verwandt auf allen Ebenen. Mit dem Schlag der Trommel veränderte sich der Blick des Wanderers – und er wird nie mehr derselbe sein.

Seine Schritte führen ihn zurück in seinen Alltag, zurück zu Dörfern und Städten, zu Terminen und Computern, zu Autos und Mobiltelefonen. Dennoch bleiben die Erfahrungen der Reise in ihm, begleiten ihn, lassen ihn auch seinen Alltag neu betrachten. Kinderlachen, die Birke im Park, die Nachbarskatze, die in der Sonne döst – die Verbundenheit ist überall gegenwärtig und durchdringt das eigene Denken, Fühlen und Handeln.

Antworten auf die vielen großen und kleinen Fragen des Lebens werden nicht mehr länger nur auf der uns schon immer bekannten Ebene der Realität gesucht. Die Welt ist größer geworden und gleichzeitig vertrauter. Etwas, das der Wanderer nicht in Worte fassen kann, ist ihm nahe gekommen. Die Geister haben sein Herz berührt.

Das schamanische Weltbild, vor allem aber der authentische Kontakt mit den Geistwesen der Anderswelt öffnet unseren Geist. Dieser Kontakt macht uns empfänglicher für die leisen Botschaften, die unsere Erde uns sendet. Er lässt uns auf die Stimmen derer hören, die wir sonst nur allzu häufig nicht beachten: die ganz eigenen Weisheiten von Steinen, Pflanzen, Tieren, Kindern und indigenen Völkern dringen zu uns durch und lassen uns die Welt mit anderen Augen sehen. Alles rückt an den richtigen Platz, auch wir selbst sind mehr beheimatet als je zuvor.

Wir wünschen allen Leserinnen und Lesern, dass sie die Erfahrungen, die sie auf schamanischen Reisen machen, in ihren Alltag transportieren und dort auch weiter spüren können. Wir wünschen allen einen tiefen Kontakt zu den zumeist verborgenen Ebenen unserer Welt und zu den Wesen, die diese bevölkern. Mögen die Botschaften der Geister in unseren Herzen lebendig sein und uns verwandeln!

Olaf Bernhardt & Jennie Appel

Dank

Zuerst danke ich dem großen Vater und der großen Mutter, den Geistern, Ahnen und all meinen Verwandten. Von meinen Leuten möchte ich all jenen danken, ob liebsam oder unliebsam, deren Berührung mich geöffnet hat und die meinem Dasein Tiefe gaben.

Ich habe zum Jahresende 2012 mein Amt als Lehrbeauftragter der *Foundation for Shamanic Studies* niedergelegt und möchte mich an dieser Stelle nochmals herzlich für 20 Jahre interessanter und lehrreicher Zusammenarbeit bedanken. Paul Uccusic hat den *Core-Schamanismus* nach Europa gebracht und mir und vielen anderen damit ein großes Geschenk gemacht. Er hat mich stets gefördert und mir damit viele Tore geöffnet. Michael Harner danke ich für den *Core-Schamanismus*, seine Seminare und den einen oder anderen Wink. Sandra Ingerman danke ich für ihre hervorragende Arbeit, das Thema Seelenrückholung betreffend. Ihre Arbeit und ihre herzliche Art, das Wissen darum mit anderen zu teilen, haben mich sehr berührt. Jennie Appel hat dafür gesorgt, dass dieses Buch entstanden ist. Ich danke ihr für die Mühen, die sie damit auf sich genommen hat. Durch ihr liebevolles Wesen war es für mich eher ein Vergnügen als eine Mühe (zumal sie die eigentliche Arbeit ganz alleine gemacht hat).

Lea, meiner Frau, danke ich für ihre klare Liebe. Sie lenkte meine Aufmerksamkeit auf die Weiblichkeit und hat mein Herz ein gutes Stück offener gemacht. Sie hat für mich unglaubliche Wesen, unsere Kinder zu uns eingeladen und mich bei allem unterstützt. Ihr Antrieb, Ordnung ins Chaos zu bringen, zu organisieren, zu lernen und die Welten zu erfahren, haben mich häufig fassungslos staunen lassen. Danke!

Aus anderen Ebenen möchte ich meinem Vater und meinen Verbündeten für ihre Liebe danken, für ihr Mitgefühl, ihre Unterstützung, ihre Lehren und dass sie immer bei mir waren (wenn auch ich nicht immer bei ihnen). Sie haben ein unglaublich großes Herz, grenzenloses Verständnis und stets große Weisheit bewiesen.

Olaf Bernhardt

Olaf, Dirk, Stefan – ich danke euch für euer Vertrauen in mich, meine Vision und meine Arbeit. Ohne euch gäbe es dieses Buch nicht. Es ist eine Freude mit euch zu arbeiten!

Ich danke meinen Lehrern in beiden Welten, denn ohne sie – sowohl mit allen noch so großen Herausforderungen als auch all der Freude während ihrer Lehren – wäre ich nicht die, die ich bin. Hier danke ich besonders meinen Verbündeten der Anderswelt, die stets voller Mitgefühl an meiner Seite waren, mir durch ihre Zeichen den Weg wiesen und mir in jedweder Situation Kraft schenkten.

Ich danke all den Menschen, die mir in ihrem Wunsch zu wachsen ihr Vertrauen schenkten und damit auch mich wachsen ließen, denn nur durch Praxis können Erfahrungen entstehen. Die Seminare mit euch lassen all den Zauber entstehen, den eine Gruppe gleichgesinnter Menschen vollbringen kann und der mein Herz zutiefst erfüllt.

Unter diesen Menschen danke ich besonders den Kindern – euch zu begleiten zeigt mir immer wieder auf, wie wichtig das Staunen ist und wie überflüssig der Zweifel. Möge ich dies niemals vergessen. Danke!

Jennie Appel

Gemeinsam danken wir Jutta Schmitt für das Lesen der ersten Manuskript-Version und ihre achtsamen und äußerst hilfreichen Anmerkungen.

Glossar

Anderswelt: siehe Nicht-Alltägliche Wirklichkeit.

Core-Schamanismus / Kern-Schamanismus: von Michael Harner entwickelter Ansatz, schamanische Techniken aus dem kulturellen Kontext zu lösen und auf ihre Essenz herunterzubrechen. Der Core-Schamanismus versteht sich als Weg, der das Wissen vermittelt, welches in allen schamanischen Kulturen gleich ist.

Energiekörper: Das Weltbild des Schamanismus geht davon aus, dass der Mensch nicht nur aus Materie besteht, sondern dass ihn verschiedene Felder wie die Schicht einer Zwiebel umgeben. Diese Felder machen zusammengenommen die Identität des jeweiligen Menschen aus und haben Zugang zu ihnen entsprechenden Bereichen der sie umgebenden Welt.

Krafttier: Geistwesen der *Nicht-Alltäglichen Wirklichkeit*, das jeweils eine ganze Tierart verkörpert, Schamanisch Praktizierende auf ihren Reisen begleitet bzw. führt und sowohl durch seine spezifischen Eigenschaften als auch verbal lehrt.

Lücke: geschwächte oder verletzte Stelle im Energiekörper, die ein Eindringen fremder Energien begünstigt.

Nicht-Alltägliche Wirklichkeit (NAW): Ebene unserer Realität, die auf den ersten Blick unsichtbar ist und meist nur in Trance oder anderweitig hervorgerufenen Ausnahmezuständen (Visionen, Nahtoderlebnisse etc.) wahrgenommen werden kann. Ebene der Krafttiere und anderer körperloser Geistwesen, die in vielen indigenen Kulturen von Schamanen bereist und beschrieben wird.

Schamanische Reise: durch Trance hervorgerufenes Eintauchen des feinstofflichen Körpers in die Nicht-Alltägliche Wirklichkeit zu Heilungszwecken oder zum Wissenserwerb.

Seele / Seelenrückholung: In manchen schamanischen Kulturen wird der Mensch nicht als nur mit einer Seele ausgestattet angesehen, sondern verfügt über mehrere Seelen, wovon sich manche durch Traumata ausgelöst, abspalten oder zurückziehen können. Diese werden durch einen schamanisch Praktizierenden in der *Nicht-Alltäglichen Wirklichkeit* wiedergefunden, zurückgeholt und in das Energiesystem des Klienten eingebunden. (In schamanischen Kulturen, die wie die christlich geprägte Kultur davon ausgehen, dass wir über nur eine Seele verfügen, wird in diesem Zusammenhang von Seelenteilrückholung gesprochen. Die Grundidee bleibt aber die gleiche.)

Trance: Veränderung des Bewusstseinszustandes, hervorgerufen durch monotone Rhythmen (meist Rassel oder Trommel), körperliche Ekstase (Schmerzen wie beispielsweise beim Sonnentanz mancher nordamerikanischer Indianerstämme, extremes Fasten etc.) oder psychoaktive Wirkstoffe. Die Trance öffnet das Bewusstsein für die Wahrnehmung der *Nicht-Alltäglichen Wirklichkeit*.

Die Autoren

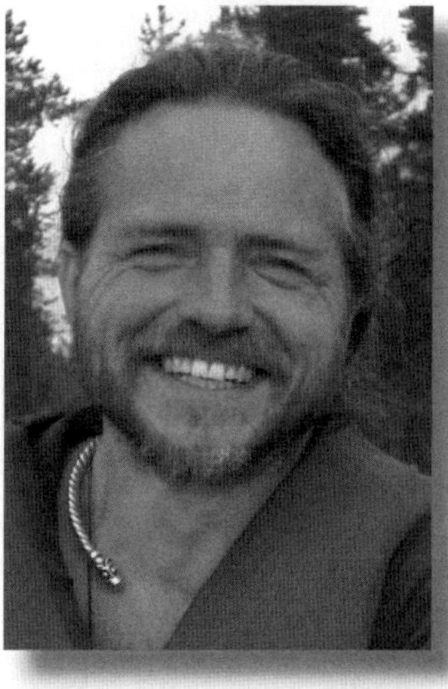

Olaf Bernhardt ist Selbstversorger, schamanisch Praktizierender, Ehemann und Vater von drei Kindern. Er lebt in der Natur, seiner wichtigsten LehrerIn – von klein auf war er noch vor der Schule im Wald unterwegs und hat diesen Kontakt immer aufrechterhalten. Stundenlange Wanderungen in der uns umgebenden Natur haben seine Zugänge zur heimischen Geistwelt über 40 Jahre ausgeprägt – und aus dieser Natur-Unendlichkeit bezieht er auch heute die Kraft, Ruhe und Erkenntnis mit der er Menschen ermuntert und begeistert, sich unserer Heimat-Geist-Welten wieder mehr zuzuwenden.

Im Kontakt zur *Nicht-Alltäglichen Wirklichkeit* (in der eigenen Praxis und als Seminarleiter) und seinen Geistern wird Olaf zu einem anderen Wesen, leuchtend, voller Kraft, fast schon beängstigend kraftvoll, grenzenlos, spürbar echt, im Hier und Jetzt, einfach da, Tore öffnend, die als Klient selbst ohne Erfahrung mit Nicht-Alltäglichem deutlich spürbar sind. Mitreißend herzlich, frei und einfach. Er lehnt jegliche Interpretation der Erfahrungen anderer ab. Was manche zunächst irritierend empfinden, wird schnell zu der Wahrnehmung, dass jeder sich selbst, ohne Masken und Verstellungen leben und Erfahrungen sammeln darf – und soll. Er achtet und respektiert die Selbstständigkeit jedes Wesens.

www.schamanismus.org
arun-verlag-spirits.blogspot.de

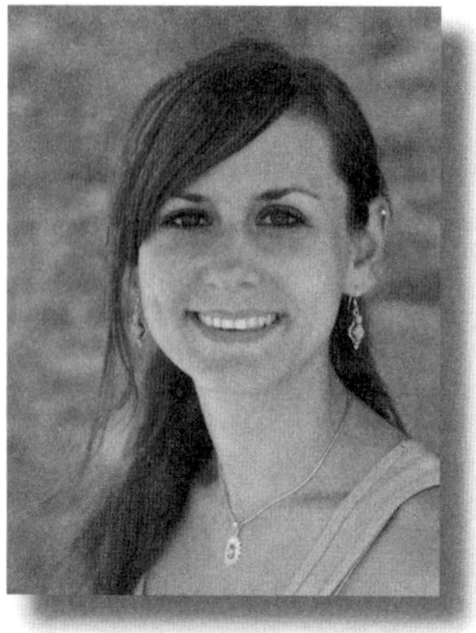

Jennie Appel arbeitet seit 2006 in eigener Praxis als psychologische Beraterin, initiierte Schamanin und *Paqo*. Sie nutzt dabei die Verbindung traditioneller Heilweisen und moderner psychologischer Methoden wie z.B. Bewusstseinstraining, Coaching und Kinder-Focusing. Sie leitet Krafttiersuchen an Schulen und gibt deutschlandweit Seminare. Bereits 1996 begannen Seminare und Ausbildungen bei wunderbaren Lehrern und mit intensiven Erfahrungen. Ihr Weg umfasst u.a. die Ausbildung am *shamanic institute* sowie zahlreiche Kurse bei der Foundation for Shamanic Studies, Dr. Alberto Villoldo, Sandra Ingerman und Philip Carr-Gomm. Daraus und aus den vielen Begegnungen mit Klienten und Seminarteilnehmern ist ein reicher Erfahrungsschatz entstanden, den sie heute dankbar und voller Herz in der Selbsterfahrungs- und Ausbildungsgruppe „Sacred Soul Journey" teilt.

Als Autorin und Co-Autorin veröffentlichte sie bereits die Bücher »Nestbau für die Seele«, »Ahnenreise – Schamanisch – meditative Wege zu unseren Wurzeln«, »Das spirituelle Wissen der Inkas"«, »Du bist nie allein!«, »Jedes Wort kann ein Segen sein« und »Öffne deinen heiligen Raum«.

Sie ist Sprecherin vieler erfolgreicher Meditations-CDs, darunter die eigenen Werke »Die Kraft der Erde für Hochsensible«, »Mutmacher-Reisen«, »Abenteuer-Reisen« und die Ahnenreise im gleichnamigen Buch-CD-Set.

Sie erreichen die Autorin über:

www.jennie-appel.de; info@jennie-appel.de

www.ahnenreise.net

Weiterführende Literatur

Natur & Mensch

Bill Plotkin: Natur und Menschenseele, Arun Verlag, Uhlstädt-Kirchhasel 2010

Wolf-Dieter Storl (im Gespräch mit Dirk Grosser): Unsere Wurzeln entdecken, Aurum Verlag, Bielefeld 2009

Philip Carr-Gomm: Weisheit der Natur, Aurum Verlag, Bielefeld 2009

Ralph Metzner: Der Brunnen der Erinnerung, Arun Verlag, Uhlstädt-Kirchhasel 2012

Jennie Appel und Dirk Grosser: Du bist nie allein!, Schirner Verlag, Darmstadt 2013

Schamanentum

Wolf-Dieter Storl (im Gespräch mit Dirk Grosser): Schamanentum, Aurum Verlag, Bielefeld, 2010

Michael Harner: Der Weg des Schamanen, Ansata, München 2011

Axel Brück: Die Anderswelt-Reise. Praxisbuch Schamanische Reise, Arun Verlag, Uhlstädt-Kirchhasel 2005

Felix R. Paturi: Heilbuch der Schamanen, G. Reichel Verlag, Weilersbach 2005

Jennie Appel & Dirk Grosser: Ahnenreise, Arun Verlag, Uhlstädt-Kirchhasel 2012

Vicky Gabriel & William Anderson: Seelenpfade Praxis-Set, Arun Verlag, Uhlstädt-Kirchhasel 2012 (Sprecherin: Jennie Appel)

John Matthews: Keltischer Schamanismus, Diederichs Gelbe Reihe, München 1998

Caitlín Matthews: Das Lied der Seele, Arun Verlag, Uhlstädt-Kirchhasel 2005

Sandra Ingerman: Auf der Suche nach der verlorenen Seele, Ariston Verlag, München 1998

Alberto Villoldo: Seelenrückholung, Wilhelm Goldmann Verlag, München 2006

Alberto Villoldo: Das geheime Wissen der Schamanen, Wilhelm Goldmann Verlag, München 2001

Roger N. Walsh: Der Geist des Schamanismus, Patmos Verlag, Düsseldorf 1992

Mircea Eliade: Schamanismus und archaische Ekstasetechnik, Suhrkamp Taschenbuch Verlag, Frankfurt 1975

Sandra Ingerman & Hank Wesselman: Die schamanische Erfahrung, Arkana, München 2010

Jennie Appel und Dirk Grosser: Öffne deinen heiligen Raum, Schirner Verlag, Darmstadt 2014

Jennie Appel und Hans-Martin Beck: Das spirituelle Wissen der Inkas, Schirner Verlag, Darmstadt 2015

Jennie Appel: Nestbau für die Seele, Schirner Verlag, Darmstadt 2014

Krafttiere/Krafttiertanz

Jeanne Ruland: Krafttiere begleiten dein Leben, Schirner Verlag, Darmstadt, 2004

Regula Meyer: tierisch gut, Arun Verlag, Uhlstädt-Kirchhasel 2007

Ted Andrews: Die Botschaft der Krafttiere, Bastei Lübbe, Bergisch Gladbach 2000

viatores: Donnerseele, Arun Verlag, Uhlstädt-Kirchhasel 2011

viatores: Feuergeist & Wandelwind, Arun Verlag, Uhlstädt-Kirchhasel 2013

Leben & Sterben

Scott Eberle: Das Lied der Dunklen Göttin, Arun Verlag, Uhlstädt-Kirchhasel 2011

Daniela Tausch & Lis Bickel: Jeder Tag ist kostbar, J.Kamphausen Verlag, Bielefeld 2011

Unser aktuelles Programm, Vorankündigungen von Neuerscheinungen und Nachauflagen, Adressen von Visionssucheseminaren, Termine mit unseren Autoren, Leseproben, Inhaltsverzeichnisse, Textauszüge, Titelabbildungen und noch vieles mehr finden Sie auf unserer Homepage. Von dort aus gelangen Sie auch direkt zu unserem Onlineshop, wo Sie alle unsere Bücher versandkostenfrei (nur BRD) bestellen können.

www.arun-verlag.de

arun-verlag.blogspot.com

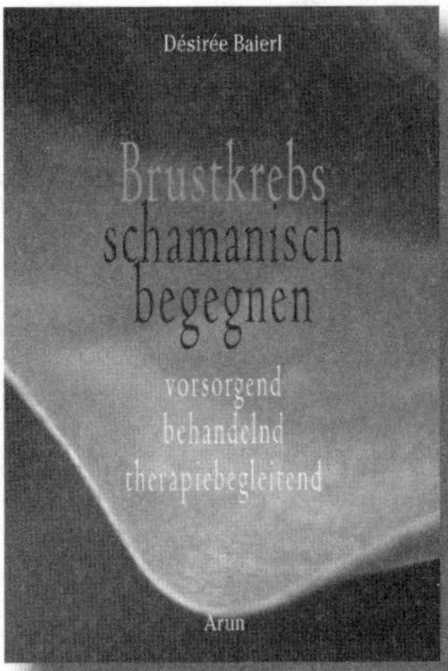

Désirée Baierl

Brustkrebs schamanisch begegnen

vorsorgend - behandelnd - therapiebegleitend

Die schamanische Art, Krebs heilsam zu begegnen, setzt an völlig anderen Punkten an als Schul- und Alternativmedizin. Désirée Baierl ist erfahrene Psychoonkologin und gibt Frauen wirksame Methoden an die Hand, die es ihnen ermöglichen, den eigenen Heilungsprozess effektiv zu unterstützen

Baierl hat die Hilfsmittel in jahrelanger Praxis erprobt. Sie wirken zum einen tiefgreifend und unkompliziert, zum anderen werden nicht lediglich die Symptome behandelt, sondern die oft unbewussten und unsichtbaren Ursachen erforscht.

Dieses Buch richtet sich an alle, die sich privat oder beruflich mit dem Thema Brustkrebs beschäftigen und die eigenen Behandlungskonzepte mit den vorgestellten schamanischen Heilwegen effektiv ergänzen und bereichern wollen.

184 S., 12 s/w-Abb., Hardcover, 15,1 x 22,8 cm
ISBN 978-3-86663-076-5
€ 18,00

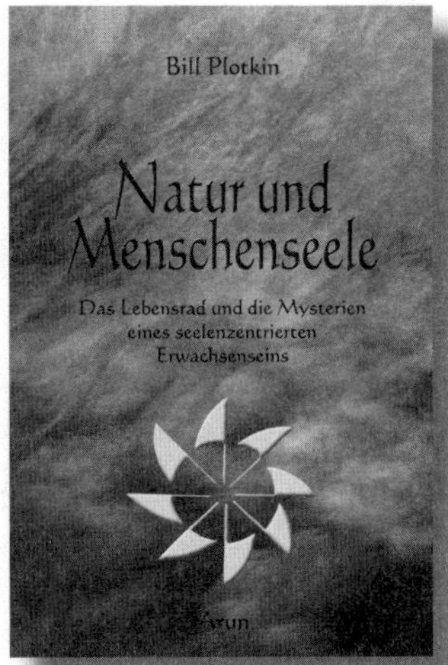

Bill Plotkin

Natur und Menschenseele

Das Lebensrad und die Mysterien eines seelenzentrierten Erwachsenseins

Plotkin konfrontiert uns mit einer innovativen Entwicklungspsychologie und zeigt uns, wie wir vollständig und erfüllend *erwachsen* werden können, wenn wir es zulassen, dass uns Seele und wilde Natur leiten.

Hierzu greift er auf das archaische Radmodell zurück, beschreibt die Archetypen und die acht korrespondierenden Lebensphasen: Der Unschuldige im Nest / Der Entdecker im Garten / Der Mime in der Oase / Der Wanderer im Kokon / Der Seelenlehrling an der Quelle / Der Handwerker im wilden Obstgarten / Der Meister im Hain der Ältesten / Der Weise in der Berghöhle.

592 Seiten, 6 s/w-Abb., 15,1 x 22,8 cm, Hardcover
ISBN 978-3-86663-046-8
€ 29,95

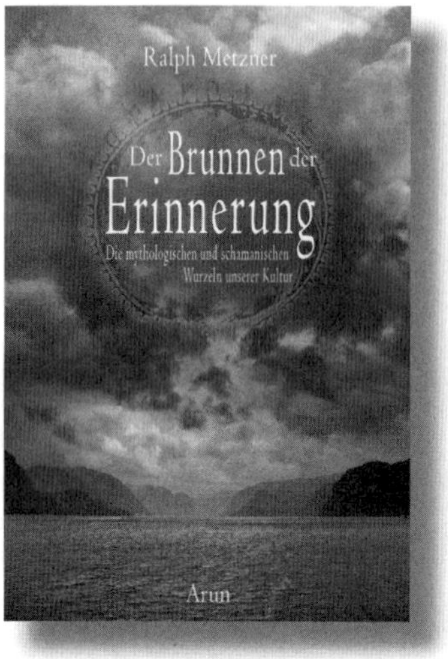

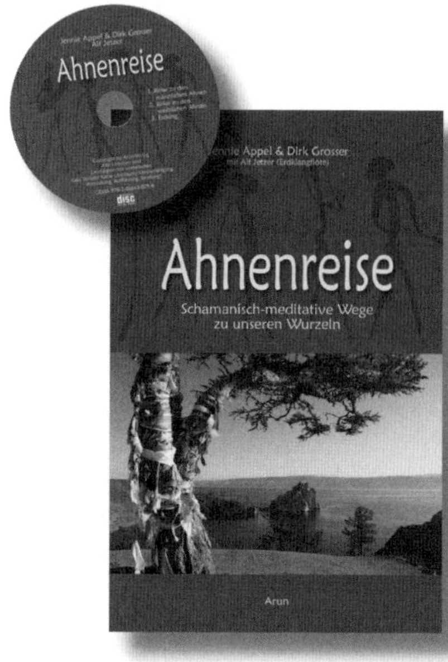

Ralph Metzner

Der Brunnen der Erinnerung

Die mythologischen und schamanischen Wurzeln unserer Kultur

Ganz in der Tradition von Campbell, Eliade und Jung erforscht Metzner die westliche Psyche anhand archaischer Bilder und Zeugnisse und stellt meisterhaft dar, wie das Reflektieren über die alten Waldgötter unserer Ahnen uns unseren Platz im Wandel der Natur zeigen und uns von der Zerstörung unserer Umwelt abhalten kann. Metzner leistet hier notwendige Heilarbeit und verbindet uns wieder mit unserer eigenen schamanischen, erdzentrierten Spiritualität, die in den Mythen unserer Ahnen verborgen liegt.

Das Vorwort von Marija Gimbutas, das Nachwort von Wolf-Dieter Storl sowie die Beiträge von Bärbel Kreidt, Norbert Mayer und Christian Rätsch runden dieses außergewöhnliche und hochgelobte Buch ab.

344 S., 14 s/w-Abb., Hardcover, 15,1 x 22,8 cm
ISBN 978-3-86663-080-2
19,95 €

Jennie Appel & Dirk Grosser

Die Ahnenreise

Schamanisch-meditative Wege zu unseren Wurzeln

Dieses Set lässt uns die Spur unserer Ahnen zurückverfolgen und der ursprünglichen Kraft des Lebens, die sich in ihnen und uns ausdrückt, begegnen.

Während sich das Buch auf das zugrundeliegende schamanische Weltbild und die Rolle der Ahnen darin konzentriert, enthält die CD je eine Ahnenreise-Meditation für Frauen und für Männer, welche sich durch unterschiedliche Energien und geschlechtsspezifische Archetypen auszeichnen. Unterstützt werden die Meditationen durch die warmen Klänge der von Alf Jetzer gebauten und einfühlsam gespielten Erdklangflöte.

48 Seiten, Hardcover, 13,5 x 22,0 cm,
mit 1 CD
ISBN 978-3-86663-075-8
€ 19,95